高等院校医学实验教学系列教材

天然药物化学实验指导

主　编　胡君萍　王晓梅　王新玲
副主编　热娜·卡斯木　杨建华
编　委　王小青
　　　　依明·尕哈甫
　　　　阿依江·哈拜克
　　　　米仁沙·牙库甫
　　　　丛媛媛
　　　　帕丽达·阿不力孜

科学出版社
北　京

内 容 简 介

本书是全国高等医学院校配套教材之一，共分两部分，第一部分"总论"介绍了天然药物化学基本操作、常用仪器装置、常用提取、分离方法及结构鉴定方法。第二部分"天然药物化学实验实例"介绍了 16 个代表性实验，着重讲述了天然药物活性成分提取分离和结构鉴定的原理和具体实验操作方法。书后附有天然药物化学成分常用检出试剂、常用显色剂的配制方法、各类化学成分的检识方法、常用氘代试剂性质表等，以方便读者查阅。

本教材适合药学专业本、专科学生使用，也可作为成人教育或自学参考用书，对报考天然药物化学专业研究生的读者也大有裨益。

图书在版编目（CIP）数据

天然药物化学实验指导 / 胡君萍，王晓梅，王新玲主编. —北京：科学出版社，2016.3
高等院校医学实验教学系列教材
ISBN 978-7-03-047735-4

Ⅰ．①天… Ⅱ．①胡… ②王… ③王… Ⅲ．①生药学–药物化学–化学实验–医学院校–教材 Ⅳ．①R284.33

中国版本图书馆 CIP 数据核字（2016）第 050607 号

责任编辑：李 植 / 责任校对：蒋 萍
责任印制：李 彤 / 封面设计：陈 敬

科 学 出 版 社 出版
北京东黄城根北街 16 号
邮政编码：100717
http://www.sciencep.com

涿州市般润文化传播有限公司 印刷
科学出版社发行 各地新华书店经销

*

2016 年 3 月第 一 版 开本：B5（720×1000）
2023 年 1 月第十次印刷 印张：9
字数：164 000

定价：39.00 元
（如有印装质量问题，我社负责调换）

前　言

　　天然药物化学是一门实验性学科，实验课是教学中的重要环节，是理论联系实际，培养学生分析问题、解决问题能力的手段。通过对几个具有代表性的天然产物的类型，如生物碱、黄酮、蒽醌、皂苷、强心苷、香豆素等化学成分的提取分离、定性鉴别、结构鉴定，教会学生如何设计提取分离方法、如何进行单体化合物结构鉴定。在实验中，应先了解某一类成分的结构特点、理化性质及其所用的提取分离方法，然后学生根据实验指导要求进行操作，最后完成实验报告，来理解实验原理及实验方案，掌握正确操作规程，验证掌握程度。

　　为保证知识的系统性、相对独立性和使用的方便性，本书在《天然药物化学实验及学习指导》(科学出版社，2006 年)基础上，新增了总论部分，系统介绍了天然药物化学相关安全、理论及实验知识；删减了原书中学习指导的部分，旨在培养学生动手能力和创新能力；介绍了几类新的分离方法，方便同学们使用；并设计了天然药物中不同类型化合物的提取分离方法，尽可能多地涉及各种提取分离技术，以求同学们深入了解《天然药物化学》这门课程的内涵。

编　者

2016 年 1 月

目　录

第一部分　总　论

第二部分　天然药物化学实验实例

附　录

第一部分　总　　论

第一章　实验室规则和安全须知

天然药物化学实验教学是天然药物化学课程的重要组成部分，是学生进一步理论联系实际，掌握天然药物有效成分提取、分离和结构鉴定的基本操作技能，提高学生分析和解决问题能力，养成严谨的科学态度和良好的工作作风必不可少的教学环节。因此，要求学生遵守以下实验室规则：

一、实验规则

1. 实验前应认真预习，明确实验目的，了解实验的方法、步骤和基本原理。
2. 实验过程中要遵从教师指导，正确操作，仔细观察，认真记录和深入思考。
3. 严格遵守实验室各项制度，注意安全，爱护仪器，节约药品，维持实验室的教学秩序。
4. 实验完毕，应把实验桌整理干净。根据实验记录，认真处理数据，分析问题，写出实验报告按时呈交指导老师，并提交实验所得产品(标明产品名称、重量、实验组号及日期)。

二、实验室一般安全规则

1. 实验前应做好预习工作，熟悉每步具体操作中的安全注意事项，并熟悉实验室及其周围的环境和水的开关、电闸及灭火器的位置。
2. 使用电器设备及各种分析仪器时，要弄清电路及操作规程，不要用湿的手、物接触电插销，谨防触电。实验后，应把连接电源的插销拔下。
3. 实验完毕后，应检查水、电源、煤气是否关严。值日生和最后离开实验室的工作人员都应负责再检查一遍，并把水和煤气的总开关关闭，关闭电闸。

三、易燃、腐蚀性和有毒药品或溶剂的使用规则

1. 有机溶剂(如乙醚、乙醇、苯、丙酮等)易燃，使用时要远离火源，用后要盖紧瓶塞，置于阴凉处。加热、回流提取或回收溶剂时，必须在水浴上进行，切勿用直火加热。

2. 回收溶剂时，应在加热前投入 1~2 粒沸石，每添加一次溶剂，应重新添加沸石，加热中途不得加入沸石，严防溶液发生爆沸或因恒沸而发生爆炸。若为有毒易燃有机溶剂的回收(如苯、氯仿)，应将排气管导出室外或下水道。

3. 强酸、强碱(如硫酸、盐酸，氢氧化钠等)具强腐蚀性，勿洒在皮肤或衣物上，以免造成化学灼伤，强酸烟雾刺激呼吸道，使用时应倍加小心。

4. 绝不允许各种化学药品任意混合，也切勿把任何试剂或溶剂倒回原储瓶，以免发生意外事故。残渣废物丢入废物缸内，用过的易燃有机溶剂不得倒入下水道，否则有燃烧爆炸的危险。

四、实验室灭火常识

实验室一旦发生火灾，应保持镇静，不要慌乱，立即采取各种相应措施。首先要立即断绝火源(电源、煤气等)，并速将附近的可燃物移开，防止火势蔓延。

1. 锥形瓶内溶剂着火，只需用石棉网或湿布盖熄。溶剂泼倒后着火，可用石棉布、沙土、麻袋或灭火器扑灭。不可用水冲，以免因水流而扩大燃烧面。

2. 衣服着火，切勿奔跑，赶快脱下衣服，或用厚的外衣、麻袋裹灭，或赶快卧倒在地上滚灭，或打开附近的自来水开关用水冲淋熄灭。

3. 火势较大时，应根据具体情况采用灭火器灭火，常用的有以下三种：

(1)泡沫灭火器：使用时将筒颠倒(碳酸氢钠和硫酸铝溶液作用，产生氢氧化铝和大量的二氧化碳泡沫)，喷射起火处，泡沫就把燃烧的物体包住与空气隔绝，而使火焰熄灭。此法不运用于电火花引起的火灾。

(2)四氯化碳灭火器：使用时连续抽动唧筒，四氯化碳即会喷出。其遇热迅速气化，成为很重的气体包住燃烧物体，使之与空气隔绝，而将火焰熄灭。此法最适合于扑灭电火花引起的火灾。

(3)二氧化碳灭火器：是实验室最常用的灭火器(其侧筒内装有压缩的液态二氧化碳)，使用时打开开关即可灭火。

五、实验室一般急救措施

1. 创伤：在伤口上用双氧水消毒或涂抹红汞。

2. 烫伤或烧伤：在伤口上涂抹烫伤药，或涂抹甘油、硼酸凡士林。

3. 酸碱腐伤：先用水冲洗伤处。若为酸腐伤，再用 5%的碳酸氢钠溶液或稀氨水洗；若为碱腐伤，再用 1%醋酸溶液洗，最后均用水冲洗。若是酸或碱液溅入眼内，应立即用水冲洗。若为酸液，再用 1%碳酸氢钠溶液冲洗；若为碱液，则用 1%硼酸溶液冲洗，最后均应用水冲洗。

4. 毒物进入口内：将 5～10 ml 稀硫酸铜溶液加入一杯温开水中，内服，或用手指伸入咽喉部促使呕吐。

5. 上述各种伤害伤势较重者经急救后，应速送医院检查和治疗。

第二章　实验室基本操作及常用仪器装置

一、仪器的洗涤方法

实验室中常使用各种玻璃仪器，这些仪器是否干净，常影响到所提取、分离的化学成分的纯度和分离精制的步骤，所以应保证使用仪器干净。

洗涤玻璃仪器的方法很多，应根据污物的性质来选用（附着在玻璃仪器上的污物有可溶性物质，也有尘土和不溶性物质，还有油污和有机物质等）。常用的洗涤方法有：

1. 用水刷洗：用毛刷就水刷洗，既可使可溶物溶去，也可使附着在仪器上的尘土和不溶物脱落下来，但往往不能去油污和有机物。

2. 用去污粉、合成洗涤剂洗：先把要洗的仪器用水湿润，用毛刷沾少许去污粉或洗涤剂，擦洗瓶内外，再用水冲洗干净。

3. 用洗涤液洗：对于顽固沾附在玻璃上的斑迹或残渣，可用洗涤液来洗。最常用的洗涤液是由等体积的浓硫酸和饱和的重铬酸钾溶液配制而成。

洁净标准：仪器壁上，不应附着有不溶物或油污。加水于仪器，将仪器倒转过来，水即顺着器壁流下，器壁上只留下一层既薄又均匀的水膜，而无水珠附着。

二、仪器的干燥方法

1. 加热烘干：急需用的仪器可放于烘箱内干燥（控制在 105℃左右），也可倒置在玻璃仪器烘干器上烘干。一些常用的烧杯、蒸发皿可置石棉网上小火或用电炉烤干。

2. 晒干和吹干：不急用的洗净仪器可倒置于干燥处，任其自然晾干。带有刻度的计量器或小体积烧瓶等，可加入少许易挥发的有机溶剂（最常用的是乙醇或丙酮）倾斜并转动仪器，倾出溶剂。

三、渗　漉　法

渗漉是天然药物化学成分提取法中常用的一种提取方法。操作时将药材粉末润湿膨胀后装入渗漉器中，不断在药粉上添加新溶剂，使其渗透过药粉，自上而下从渗漉器下部流出提取液。该法提取效率较高，但操作较繁。操作时注意控制流速，边渗漉边加进新溶剂，不可使表面干燥。

四、回流提取法

回流提取是应用有机溶剂提取时最常用的一种方法。操作时将药粉装入烧瓶中，药材的量为烧瓶容量的 1/3～2/3，再加溶剂浸过药材表面 1～2 cm，接上冷凝器在水浴上加热回流，一般保持微沸约 1 小时，滤出提取液，药渣加入新溶剂再次加热回流约半小时，如此提取数次，至有效成分基本提尽为止。合并各次提取液，蒸馏回收溶剂即得提取物。

五、连续回流提取法

连续回流提取也是多种提取法中较常用的一种提取方达，该法可弥补一般回流提取中所需溶剂量大、操作麻烦的不足。实验室常用的装置是索氏提取器。

操作时应注意：

1. 盛药粉的滤纸折成筒状，内装物不得超过虹吸管；滤纸筒底叠紧，勿使药粉漏出(否则会堵住虹吸管)。

2. 烧瓶中盛放溶剂的量为其容量的 1/2～2/3。

六、蒸 馏 法

蒸馏在天然药物化学实验中主要用来回收溶剂，浓缩大量提取液。根据所回收溶剂的沸点及性质不同，可分为常压蒸馏和减压蒸馏两种。

(一)常压蒸馏

一般主要用于低沸点有机溶剂(100℃以下)的回收。

操作时应注意：常压回收装置严禁密闭。加热须在水浴上进行，不得直火加热。

(二)减压蒸馏

一般主要用于高沸点溶剂(100℃以上)的回收；或减压蒸馏所需的温度下提取物易破坏分解的情况。可以采用旋转蒸发仪进行减压蒸馏。

操作应注意：

1. 整个系统不应漏气(各连接处应安全完好)。

2. 蒸馏瓶盛装溶液的量一般不宜超过其容量的 1/2。

3. 蒸馏系统和水泵(或真空泵)之间应连接一安全瓶,以防水压变动时,水倒流至接收瓶内。

4. 减压蒸馏完毕后,慢慢打开安全活塞,直到完全与气相通。最后关上水泵或真空泵。

七、水蒸气蒸馏法

水蒸气蒸馏只适用于具挥发性,能随水蒸气蒸馏而不被破坏,且难溶(或不溶)于水的成分的提取,主要用于挥发油的提取。

操作应注意:

1. 水蒸气发生器盛水量不宜超过其容积的 3/4,安全玻璃管应插到发生器底部,以保证安全。

2. 蒸馏溶液总量至烧瓶的 1/3 为宜,通入蒸气的玻璃管应几乎达到溶液正中的瓶底,并应将烧瓶的位置向水蒸气发生器方面倾斜,以免飞溅起来的泡沫或液体经冷凝器而流入接受器,使蒸馏出的液体受污染。在蒸馏过程中,应将圆底烧瓶保温,以免部分水蒸气在烧瓶中冷凝下来,使瓶内液体不断增加。

3. 蒸馏中断或完毕时,必须将水蒸气发生器与圆底烧瓶之间的三通玻璃管下口螺旋夹打开,使与大气相通,然后再停止加热。否则烧瓶内液体将被倒吸入水蒸气发生器内。

八、萃 取 法

萃取是天然药物化学成分分离方法中最常用的一种。实验室小量萃取一般在分液漏斗中进行。

操作时应注意:

1. 使用分液漏斗前应检查活塞处是否紧密,振摇萃取时通常将分液漏斗倾斜旋转振摇,并及时倒置,放出因振摇而产生的气体,以解除漏斗内压力。

2. 振摇后静置,待两相分层清楚再放出萃取液。为使两层的沾污降至最低限度,下层总是应从分液漏斗底部放出,而上层则应从分液漏斗顶部倾出。

3. 萃取时常遇乳化现象,为防止乳化的发生,一般在大量萃取前,先取少量试之,如易产生乳化,则应避免猛烈振摇,应缓缓地旋摇进行萃取,或将分液漏斗轻轻翻转数次的办法进行萃取。

如已发生乳化现象,可采取以下方法处理:

(1)分出乳化层,再换新溶剂萃取。

(2)抽滤乳化层(除胶体粒子,可破乳)。

(3)加热乳化层,可促进分层。

(4)加入表面活性剂(如戊醇),或长时间放置,使其自然分层。

九、过滤方法

过滤是最常用的固液分离方法,一般可分为常压过滤和减压过滤两种。

(一)常压过滤

一般主要用于除去沉淀的过滤(需要滤液)。特别适用于过滤颗粒细小的沉淀或胶体沉淀。使用普通漏斗和滤纸,根据过滤的溶液不同,滤纸有两种常用的两种折叠方法。

1. 滤锥:常用于水溶液的过滤。

2. 槽纹滤纸(菊花形):常用于有机溶液的过滤。操作时应注意:过滤前应先润湿滤纸,再倾倒溶液。倾倒溶液时,应将溶液沿玻棒缓慢倾入漏斗中。为加快过滤速度,应先倾入上清液,后倒入沉淀。

(二)减压过滤

减压过滤也称抽滤或真空过滤。通常使用布氏漏斗和滤纸来进行。减压可加速过滤并使所得沉淀较干。

操作时应注意:

1. 抽滤用滤纸应剪成比布氏漏斗内径略小的圆形滤纸,大小以盖住漏斗底部所有的孔,但不伸展到漏斗壁上为准。

2. 抽滤前用同一种溶剂润湿滤纸,再抽气,使滤纸紧贴布氏漏斗底板,然后倾倒待滤液。如用无水溶剂抽滤时,滤纸与漏斗不宜贴紧,这时可先用少许水湿润滤纸,用纸或干净布压紧抽气,使滤纸贴紧。再用无水溶剂抽滤洗去水分,然后同上法抽滤。

3. 抽滤时,注意漏斗下端的斜削面要对着抽滤瓶侧面的支管,为防止滤液倒流,应在抽滤瓶与抽气泵之间安装一安全瓶。

若为少量物质的抽滤(如经分离得少量结晶),可以使用小型多孔板漏斗、玻璃钉漏斗、减压漏斗。

十、干燥方法

由天然药物中提取分离得到的结晶性固体常带有水分或挥发性有机溶剂,需根据样品的性质选择适当的方法进行干燥。常用的干燥方法有以下几种：

（一）自然干燥

为最常用的干燥样品方法。将样品铺于表面皿或滤纸上，于空气中干燥。少量样品的快速干燥，可用质量好的滤纸压吸溶剂干燥。此法简便且不需加热，但具吸湿性化合物不宜采用。

（二）加热干燥

对热稳定的样品，待有机溶剂挥干，放于烘箱中于适当温度下干燥至恒重。或将样品置红外灯下干燥，红外灯干燥穿透性强，比普通加热快。但加热干燥不能用于易升华或分解的样品，其他样品干燥时也不能使加热温度超过结晶的熔点，且要考虑结晶的熔点会因溶剂的存在而有所降低。

（三）干燥器干燥

将结晶样品放入干燥器中用干燥剂在常压或减压下进行干燥。凡熔点低、易吸潮、受热易分解的样品，均可用干燥器干燥。常用的干燥器有：普通干燥器、真空干燥器、真空恒温干燥器。

1. 普通干燥器：一般适用于保存经烘箱干燥后易吸潮的样品，用于干燥样品时所费时间长，效率低。

2. 真空干燥器：减压情况下可降低干燥温度，缩短干燥时间，提高干燥效率。但使用时真空温度不宜过高，以防炸碎（一般于水泵上抽至盖子推不动即可）。抽气时还须注意水压突然下降，水倒流入干燥器内。开启干燥器取样时，放入空气不宜太快，最好在抽气口上放一小片滤纸，以免样品冲散。

3. 真空恒温干燥器（干燥枪）：此法干燥效率高，不仅能除去样品表面的溶剂和水份，还能脱去结晶水。但仅适用于少量样品的干燥。

用上述各种干燥器进行干燥时，干燥器中均应散放干燥剂。常用的干燥剂有变色硅胶、无水硫酸钙、无水氯化钙及五氧化二磷等。使用真空干燥器，一般不宜用浓硫酸做干燥剂。

（四）冷冻干燥

冷冻干燥是样品的水溶液或混悬液在高真空的容器中冷冻至呈固体状态，然后升华脱水，被干燥的物质即成固体。此法可在真空冷冻干燥器中进行，适用于受热易破坏或易吸潮样品的干燥。

第三章　天然药物化学中的提取方法

天然药物化学是研究植物中有效成分的学科，而植物中的化学成分一般非常复杂，往往含有大量的无效成分或杂质。有效成分则含量很少，多则百分之十几，少则百万分之几，甚至更少，且往往多种有效成分共存。因此，必须将有效成分从植物中提取出来并进一步分离和精制，以得到单一的化合物(单体)，才能为结构测定、药理活性及质量分析等进一步研究奠定基础。所以有效成分的提取分离是天然药物化学研究的首要任务，是一项十分艰巨而细致的工作。

提取就是用适当的溶剂和适当的方法将植物中的化学成分从植物组织中抽提出来的过程。提取时要将所要的成分尽可能完全提出，而不要的成分则尽可能少提出，但用任何一种溶剂或任何一种方法提取而得到的提取液和提取物仍然是包含几种或多种化学成分的混合物，尚需进一步分离和精制。

一、溶剂提取法

1. 溶剂提取法的原理：溶剂提取法是根据中草药中各种成分在溶剂中的溶解性质，选用对活性成分溶解度大，对不需要溶出成分溶解度小的溶剂，而将有效成分从药材组织内溶解出来的方法。当溶剂加到中草药原料(需适当粉碎)中时，溶剂由于扩散、渗透作用逐渐通过细胞壁透入到细胞内，溶解了可溶性物质，而造成细胞内外的浓度差，于是细胞内的浓溶液不断向外扩散，溶剂又不断进入药材组织细胞中，如此多次往返，直至细胞内外溶液浓度达到动态平衡时，将此饱和溶液滤出，继续多次加入新溶剂，就可以把所需要的成分近于完全溶出或大部溶出。

2. 影响提取效果的因素：中草药成分在溶剂中的溶解度直接与溶剂性质有关。溶剂可分为水、亲水性有机溶剂及亲脂性有机溶剂，被溶解物质也有亲水性及亲脂性的不同。

有机化合物分子结构中亲水性基团多，其极性大而疏于油；有的亲水性基团少，其极性小而疏于水。这种亲水性、亲脂性及其程度的大小，是和化合物的分子结构直接相关。一般来说，两种基本母核相同的成分，其分子中功能基的极性越大，或极性功能基数量越多，则整个分子的极性大，亲水性强，而亲脂性就越弱，其分子非极性部分越大，或碳键越长，则极性小，亲脂性强，而亲水性就越弱。

各类溶剂的性质，同样也与其分子结构有关。例如甲醇、乙醇是亲水性比较强的溶剂，它们的分子比较小，有羟基存在，与水的结构很近似，所以能够和水任意混合。丁醇和戊醇分子中虽都有羟基，保持和水有相似处，但分子逐渐地加大，与水的性质也就逐渐疏远。所以它们能彼此部分互溶，在它们互溶达到饱和状态之后，丁醇或戊醇都能与水分层。氯仿、苯和石油醚是烃类或氯烃衍生物，分子中没有氧，属于亲脂性强的溶剂。

总的说来，只要中草药成分的亲水性和亲脂性与溶剂的此项性质相当，就会在其中有较大的溶解度，即所谓"相似相溶"的规律。这是选择适当溶剂自中草药中提取所需要成分的依据之一。

溶剂提取法的关键在于选择合适的溶剂和方法，但是在提取过程中药材的粉碎度、提取温度和时间等都能影响提取效率。

(1)粉碎度：溶剂提取过程包括渗透、溶解、扩散等过程，药材粉末越细，药粉颗粒表面积越大，上述过程进行得越快，提取效率就越高。但粉碎过细，表面积太大，吸附作用增强，反而影响扩散作用。另外含蛋白质、多糖类成分较多的药材用水提取时，药材粉碎过细，虽有利于有效成分的提取，但蛋白质和多糖等这类杂质也溶出较多，使提取液粘稠，过滤困难，影响有效成分的提取和进一步分离，因此通常用水提取时可采用粗粉或薄片，用有机溶剂提取时可以略细，以能通过 20 目筛为宜。

(2)温度：温度增高，分子运动加快，溶解、扩散速度也加快，有利于有效成分的提出，所以热提常比冷提效率高。但温度过高，有些成分易破坏，同时杂质溶出也增多。故一般加热不超过 60℃，最高不超过 100℃。

(3)时间：有效成分的提出随提取时间的延长而增加，直到药材细胞内外有效成分的浓度达到平衡为止。所以不必无限制的延长提取时间，一股用水加热提取，以每次 0.5～1 小时为宜，用乙醇加热提取每次以 1 小时为宜。

3. 溶剂的选择：运用溶剂提取法的关键，是选择适当的溶剂。溶剂选择适当，就可以比较顺利地将需要的成分提取出来。选择溶剂要注意以下三点。

(1)溶剂对有效成分溶解度大，对杂质溶解度小。

(2)溶剂不能与中药的成分起化学变化。

(3)溶剂要经济、易得、使用安全等。

常见的提取溶剂可分为以下三类：

(1)水：水是一种强的极性溶剂。中草药中亲水性的成分，如无机盐、糖类、分子不太大的多糖类、鞣质、氨基酸、蛋白质、有机酸盐、生物碱盐及苷类等都能被水溶出。为了增加某些成分的溶解度，也常采用酸水及碱水作为提取溶剂。酸水提取，可使生物碱与酸生成盐类而溶出，碱水提取可使有机酸、黄酮、蒽醌、内酯、香豆素以及酚类成分溶出。但用水提取易酶解苷类成分，易霉坏变质。某些含果胶、黏液质类成分的中草药，其水提取液常常很难过滤。沸水提取时，中草药中的淀粉可被糊化，而增加过滤的困难。故含淀粉量多的中草药，不宜磨成细粉后加水煎煮。中药传统用的汤剂，多用中药饮片直火煎煮，加温可以增大中药成分的溶解度外，还可能有与其它成分产生"助溶"现象，增加了一些水中溶解度小的、亲脂性强的成分的溶解度。但多数亲脂性成分在沸水中的溶解度是不大的，既使有助溶现象存在，也不容易提取完全。如果用大量水煎煮，就会增加蒸发浓缩时的困难，而且会溶出大量杂质，给进一步分离纯化带来麻烦。中草药水提取液中含有皂苷及黏液质类成分，在减压浓缩时，还会产生大量泡沫，造成浓缩的困难，通常可在蒸馏器上装置一个汽-液分离防溅球加以克服，工业上则常用薄膜浓缩装置。

(2) 亲水性的有机溶剂：也就是一般所说的与水能混溶的有机溶剂，如乙醇(酒精)、甲醇(木精)、丙酮等，以乙醇最常用。乙醇的溶解性能比较好，对中草药细胞的穿透能力较强。亲水性的成分除蛋白质、黏液质、果胶、淀粉和部分多糖等外，大多能在乙醇中溶解。难溶于水的亲脂性成分，在乙醇中的溶解度也较大。还可以根据被提取物质的性质，采用不同浓度的乙醇进行提取。用乙醇提取比用水提取溶剂量少，提取时间短，溶解出的水溶性杂质也少。乙醇为有机溶剂，虽易燃，但毒性小，价格便宜，来源方便，有一定设备即可回收反复使用，而且乙醇的提取液不易发霉变质。由于这些原因，用乙醇回流提取的方法是历来最常用的方法之一。甲醇的性质和乙醇相似，沸点较低($64℃$)，但有毒性，使用时应注意。

(3) 亲脂性的有机溶剂：也就是一般所说的与水不能混溶的有机溶剂，如石油醚、苯、氯仿、乙醚、乙酸乙酯、二氯乙烷等。这些溶剂的选择性能强，不能或不容易提出亲水性杂质。但这类溶剂挥发性大，多易燃(氯仿除外)，一般有毒，价格较贵，设备要求较高，且它们透入植物组织的能力较弱，往往需要长时间反复提取才能提取完全。如果药材中含有较多的水分，用这类溶剂就很难浸出其有效成分，因此，大量提取中草药原料时，直接应用这类溶剂有一定的局限性。

4. 溶剂提取方法：用溶剂法提取常采用浸渍、渗漉、煎煮、回流提取及连续提取等操作方法。

(1) 浸渍：将药材的粗粉或碎块装入适当的容器中，加入适宜的溶剂(一般用水或稀醇)，以浸没药料稍过量为度，时常振摇或搅拌，放置一段时间，滤出提取液，药渣另加新溶剂再浸渍。如此数次，合并提取液，浓缩即得提取物。本法简单易行，但提取效率差，提取时间长，用水浸渍时，必要时应加适量防腐剂以防霉变。

(2) 渗漉：渗漉法是将中草药粉末装在渗漉器中，不断添加新溶剂，使其渗透过药材，自上而下从渗漉器下部流出浸出液的一种浸出方法。当溶剂渗进药粉溶出成分比重加大而向下移动时，上层的溶液或稀浸液便置换其位置，造成良好的浓度差，使扩散能较好地进行，故浸出效果优于浸渍法。采用此法应控制溶剂流速，在渗漉过程中随时自药面上补充新溶剂，使药材中有效成分充分浸出为止，或当渗滴液颜色极浅或渗涌液的体积相当于原药材重的 10 倍时，便可认为基本上已提取完全。在大量生产中常将收集的稀渗淮液作为另一批新原料的溶剂之用。

(3)煎煮：将药材粉末或薄片加水加热煮沸而提取有效成分的方法。操作时将药材粉末或薄片装入适宜的容器中，加水浸没药粉，充分浸泡后，直火或蒸气加热至沸，保持微沸一定时间，滤出煎出液，药渣依法再煎煮数次，合并各次煎出液，过滤浓缩后即得提取物。此法简单但杂质溶出较多、且不宜用于含挥发性成分及有效成分遇热易破坏药材的提取。

(4)回流提取：使用有机溶剂加热提取时，需采用加热回流装置，以免溶剂挥发损失。大量提取时，一般使用有蒸气加热隔层的提取罐。此法提取效率较冷浸法高，但溶剂消耗仍较大，且含受热易破坏成分的药材不宜用此法。

(5)连续提取：为了改进回流提取法中需要溶剂量大的缺点可采用连续提取法。实验室常用的连续提取装置为索氏提取器。该法所需溶剂量较少，提取也较完全，但提取受热时间长、遇热不稳定易变化的成分不宜采用此法。

提取终点的判定：用溶剂提取法时，为了尽可能将有效成分提取完全，常要对提取终点进行判定。常用方法是：若有效成分未知者，可取最后的提取液数毫升于蒸发皿中，挥干溶剂，不留残渣即为提取终点；若有效成分为已知者，可选用该有效成分的定性反应来判断，至提取液反应呈阴性或微弱的反应阳性时即为提取终点。

二、水蒸气蒸馏法

水蒸气蒸馏法只适用于能随水蒸气蒸馏，而不被破环的挥发性成分的提取，主要用于挥发油的提取。这类成分沸点在 100℃以上，与水不相混溶或微溶，且在约 100℃时有一定蒸气压，当与水一起加热时，其蒸气压和水的蒸气压总和为一个大气压时，水蒸气将挥发性成分一并带出。馏出液往往分出油水两层，将油层分出即得挥发件成分，如馏出液不分层，则将馏出液经盐析法并用低沸点溶剂（常用乙醚）将挥发性成分萃取出来，回收溶剂即得。该法除用于挥发油的提取外，也可用干某些小分子生物碱如麻黄碱(ephedrine)、槟榔碱(arecoline)和某些小分子的酚性物如牡丹酚(paeonol)等的提取。药材粉末在水蒸气蒸馏前，应先加少量水使之充分润湿后再进行操作，这将有利于挥发性成分的蒸出。

三、升　华　法

某些固体化学成分受热直接变成气态，遇冷后又凝固为固体的性质称为升华。天然药物中有些化学成分具有升华的性质，就能利用升华的方法将这些成分直接从药材粉末中提取出来。此法简单易行，但具有升华性的化学成分较少，仅见于少数单萜类、生物碱、游离羟基蒽醌、香豆素和有机酸类成分。樟木中升华的樟脑(camphor)，在《本草纲目》中已有详细的记载，为世界上最早应用升华法制取药材有效成分的记述。茶叶中的咖啡碱(caffeine)在 178℃以上就能升华而不被分解。游离羟基蒽醌类成分，一些香豆素类，有机酸类成分，有些也具有升华的性质，例如七叶内酯及苯甲酸等。

升华法虽然简单易行，但中草药炭化后，往往产生挥发性的焦油状物，黏附在升华物上，不易精制除去，其次，升华不完全，产率低，有时还伴随有分解现象。

四、超临界流体萃取技术

1. 超临界流体萃取(supecritical fluid extraction，SFE)是一项发展很快、应用很广的实用性新技术。传统的提取药材中有效成分的方法，如水蒸汽蒸馏法、减压蒸馏法、溶剂萃取法等，其工艺复杂、产品纯度不高，而且易残留有害物质。超临界流体萃取是利用流体在超临界状态时具有密度大、黏度小、扩散系数大等优良的传质特性而成功开发的。它具有提取率高、产品纯度好、流程简单、能耗低等优点。

超临界流体萃取的原理：任何一种物质都存在三种相态-气相、液相、固相，三相呈平衡态共存的点叫三相点。液、气两相呈平衡状态的点叫临界点。在临界点时的温度和压力称为临界温度(T_c)和临界压力(P_c)。不同的物质其临界点所要求的压力和温度各不相同。超临界流体(SF)是指在临界温度和临界压力以上的流体。高于临界温度和临界压力而接近临界点的状态称为超临界状态。超临界流体萃取分离过程是利用超临界流体的溶解能力与其密度的关系，即利用压力和温度对超临界流体溶解能力的影响而进行的。在超临界状态下，超临界流体具有很好的流动性和渗透性，将超临界流体与待分离的物质接触，使其有选择性地把极性大小、沸点高低和分子量大小的成分依次萃取出来。当然，对应各压力范围所得到的萃取物不可能是单一的，但可以控制条件得到最佳比例的混合成分，然后借助减压、升温的方法使超临界流体变成普通气体，被萃取物质则完全或基本析出，从而达到分离提纯的目的，所以在超临界流体萃取过程是由萃取和分离组合而成的。

2. 影响超临界萃取的主要因素

(1)密度：溶剂强度与 SF 的密度有关。温度一定时，密度(压力)增加，可使溶剂强度增加，溶质的溶解度增加。

(2)夹带剂：适用于 SFE 的大多数溶剂是极性小的溶剂，这有利于选择性的提取, 但限制了其对极性较大溶质的应用, 因此可在这些 SF 中加入少量夹带剂(如乙醇等)以改变溶剂的极性。加一定夹带剂的 SFE-CO$_2$ 可以创造一般溶剂达不到的萃取条件, 大幅度提高收率。

(3)粒度: 溶质从样品颗粒中的扩散, 粒子的大小可影响萃取的收率。一般来说, 粒度小有利于 SFE-CO$_2$ 萃取。

(4)流体体积: 提取物的分子结构与所需的 SCF 的体积有关。增大流体的体积能提高回收率。

五、超声波提取技术

1. 超声波提取技术(ultrasound extraction, UE)是近年来应用到中草药有效成分提取分离的一种最新的较为成熟的手段。超声波是指频率为 20~50 MHz 左右的电磁波, 它是一种机械波, 需要能量载体-介质-来进行传播。超声波在传递过程中存在着的正负压强交变周期, 在正相位时, 对介质分子产生挤压, 增加介质原来的密度; 负相位时, 介质分子稀疏、离散, 介质密度减小。也就是说, 超声波并不能使样品内的分子产生极化, 而是在溶剂和样品之间产生声波空化作用, 导致溶液内气泡的形成、增长和爆破压缩, 从而使固体样品分散, 增大样品与萃取溶剂之间的接触面积, 提高目标物从固相转移到液相的传质速率。

超声波萃取的原理: 超声波萃取中药材的优越性, 是基于超声波的特殊物理性质。主要通过压电换能器产生的快速机械振动波来减少目标萃取物与样品基体之间的作用力, 从而实现固-液萃取分离。①超声波能够加速介质质点运动, 将超声波能量作用于药材中药效成分质点上, 使之获得巨大的加速度和动能, 迅速逸出药材基体而游离于水中。②超声波在液体介质中传播产生特殊的"空化效应", 使中药材成分物质被"轰击"逸出, 并使得药材基体被不断剥蚀, 其中不属于植物结构的药效成分不断被分离出来, 加速植物有效成分的浸出提取。③超声波的振动匀化, 使整个样品萃取更均匀。

综上所述, 天然药物中的药效物质在超声波场作用下, 不但作为介质质点获得自身的巨大加速度和动能, 而且通过"空化效应"获得强大的外力冲击, 所以能高效率并充分分离出来。

2. 超声波萃取的特点: 适用于中药材有效成分的萃取, 是中药制药彻底改变传统的水煮醇沉萃取方法的新方法、新工艺。与水煮、醇沉工艺相比, 超声波萃取具有如下突出特点:

(1)无需高温。在 40~50℃水温下超声波强化萃取, 无水煮高温, 不破坏中药材中某些具有热不稳定, 易水解或氧化特性的药效成分。超声波能促使植物细胞破壁，提高中药的疗效。

(2)常压萃取，安全性好，操作简单易行，维护保养方便。

(3)萃取效率高。超声波强化萃取 20～40 分钟即可获最佳提取率，萃取时间仅为水煮、醇沉法的三分之一或更少。萃取充分，萃取量是传统方法的二倍以上。据统计，超声波在 65～70℃ 工作效率非常高。而温度在 65℃ 内中草药植物的有效成分基本没有受到破坏。加入超声波后(在 65℃ 条件下)，植物有效成分提取时间约 40 分钟。而蒸煮法的蒸煮时间往往需要两到三小时，是超声波提取时间的 3 倍以上时间。每罐提取 3 次，基本上可提取有效成分的 90% 以上。

(4)具有广谱性。适用性广，绝大多数的中药材各类成分均可超声萃取。

(5)超声波萃取对溶剂和目标萃取物的性质(如极性)关系不大。因此，可供选择的萃取溶剂种类多、目标萃取物范围广泛。

(6)减少能耗。由于超声萃取无需加热或加热温度低，萃取时间短，因此大大降低能耗。

(7)药材原料处理量大，成倍或数倍提高，且杂质少，有效成分易于分离、净化。

(8)萃取工艺成本低，综合经济效益显著。

(9)超声波具有一定的杀菌作用，保证萃取液不易变质。

六、微波提取技术

1. 微波提取(microwave extraction，ME)是根据不同物质吸收微波能力的差异，基体物质的某些区域或萃取体系中的某些组分被选择性加热，从而使得被萃取物质从基体或体系中分离，进入到介电常数较小、微波吸收能力相对较差的萃取剂中，达到提取的目的。

微波提取的原理：微波是一种频率在 300 MHz～300 GHz 之间的电磁波，它具有波动性、高频型、热特性和非热特性四大基本特性。常用的微波频率为 2450 MHz。微波加热是利用被加热物质的极性分子(如 H_2O、CH_2Cl_2 等)在微波电磁场中快速转向及定向排列，从而产生撕裂和相互摩擦而发热。微波加热是能量直接作用于被加热物质，空气及容器对微波基本上不吸收和反射，保证了能量的快速传递和充分利用。

2. 微波提取的特点

(1)体现在微波的选择性，因其对极性分子的选择性加热从而对其选择性的溶出。

(2)微波提取大大降低了提取时间，提高了提取速度，传统提取方法需要几小时至几十小时，即使超声提取也需半小时到一小时，而微波提取只需几秒到几分钟，提取速率提高了几十至几百倍，甚至几千倍。

（3）微波提取由于受溶剂亲和力的限制较小，可供选择的溶剂较多，同时减少了溶剂的用量。

微波提取一般适合于热稳定性的物质，对热敏感性物质，微波加热易导致变形或失活；要求物料有良好的吸水性，否则细胞难以吸收足够的微波能将自身击破，产物也就难以释放出来；微波提取对组分的选择性差。

七、酶法提取和仿生提取技术

1. 酶法提取是一项新技术。近年来，纤维素酶在各个领域的应用极为广泛，在中草药提取方面的工业化应用也已进入初开发阶段，大部分中药材的细胞壁是由纤维素构成的，植物的有效成分往往包裹在细胞壁内。纤维素是 β-D-葡萄糖以 1，4-β-葡萄糖苷链连接的，用纤维素酶可破坏 β-D-葡萄糖键，进而有利于有效成分的提取。传统的提取方法如煎煮有机溶剂浸出醇处理方法等，提取时温度高、提取率低、浪费乙醇、成本高、不安全，而选用适当的酶，可以通过酶反应温和地将植物组织分解，加速有效成分的释放提取。选用相应的酶可将影响液体制剂澄清度的杂质如淀粉、蛋白质、果胶等分解祛除，也可促进某些极性低的脂溶成分转化成糖苷类易溶于水的成分而有利于提取。

酶法提取的影响因素：

（1）药材预处理：为利于酶解，需对药材进行预处理。如用球磨机作预处理，粉碎颗粒越细，越易悬浮在酶解液中，增加有效面积而易被酶水解，加快水解速度。

（2）pH、温度及酶解作用时间：根据所提取的中药材的品种及所使用的酶的种类不同，酶解时的最适 pH 及最适温度会有所不同，应根据实验来确定最佳值。

酶法在提取中有较大的应用潜力，但该技术也存在一定的局限性。酶提取法对实验条件要求比较高，为使酶发挥最大作用，需先通过实验确定，掌握最适合的温度、pH 及作用时间等。

2. 半仿生提取法（semi-bionic extraction，SBE）：半仿生提取法是一种将整体药物研究法与分子药物研究法相结合，从生物药剂学的角度，模拟口服给药及药物经胃肠道转运的原理，为经消化道给药的中药制剂设计的一种新的提取工艺。具体是将提取液的酸碱度加以生理模仿，分别用近似胃和肠道的酸碱水溶液煎煮 2～3 次新的中药提取法，即考虑到活性混合成分，又以单体成分为指标，不仅充分发挥混合物的综合作用，又能利用单体成分控制制剂质量。但其缺点是高温煎煮，对热不稳定有效成分有破坏。

3. 仿生提取法(bionic extraction, BE):仿生提取法主要是针对口服给药的提取。将原料药经模拟人体胃肠道环境,克服了半仿生提取法的高温煎煮易破坏有效成分的缺点,又增加了酶解的优势。多数药物是弱有机酸或弱有机碱,在体液中有分子型和离子型。根据人体消化道的生理特点,消化管与血管间的生物膜是类脂质膜,允许脂溶性物质通过,分子型药物更容易吸收。

八、固相萃取和固相微萃取技术

1. 固相萃取(solid-phase extraction, SPE):是近年发展起来一种样品预处理技术,由液固萃取和柱液相色谱技术结合发展而来,主要用于样品的分离、纯化和浓缩,与传统的液液萃取法相比较可以提高分析物的回收率、更有效的将分析物与干扰组分分离,减少样品预处理过程,操作简单,省时,省力。固相萃取是一个包括液相和固相的物理萃取过程。在固相萃取过程中,固相对分析物的吸附力大于样品母液,当样品通过固相萃取柱时,分析物被吸附在固体表面,其他组分则随样品母液通过柱子,最后用适当的溶剂将分析物脱下来。

SPE 操作步骤:

(1)柱的预处理:为了获得高的回收率和良好的重现性,固相萃取柱在使用之前必须用适当的溶剂进行预处理,预处理可除去填料中可能存在的杂质,另一个目的是使填料溶剂化,提高固相萃取的重现性。

(2)样品的添加:预处理后,试样溶液被加至柱子并以一定的流速通过。在该步骤分析物被保留在吸附剂上。

(3)柱的洗涤:在样品通过萃取柱时,不仅分析物被吸附在柱子上,一些杂质也同时被吸附,选择适当的溶剂,将干扰组分洗脱下来,同时保持分析物仍留在柱上。

(4)分析物的洗脱:用洗脱剂将分析物洗脱在收集管中,为了提高分析物的浓度或为以后分析调整溶剂杂质,可以把收集到的分析物用氮气吹干,再溶于小体积适当的溶剂中。

2. 固相微萃取(solid phase micro-extraction, SPME):是 20 世纪 90 年代兴起并迅速发展的新型的、环境友好的样品前处理技术,无需有机溶剂,操作也很简便。该技术使用的是一支携带方便的萃取器,适于室内使用和野外的现场取样分析,也易于进行自动操作。这对样品数量多、操作周期短的常规分析极为重要,不仅省时省力,而且对提高方法的准确度和重现性有重要意义。该技术在一个简单过程中同时完成了取样、萃取和富集。SPME 萃取待测物后可与气相色谱、液相色谱联用进行分离测定,如使用质谱(MS)检测器,方法的最低检测限可达 ng 甚至 pg 水平。

第四章 天然药物化学中的分离方法

经提取所得的提取液和浓缩后的提取物仍然是混合物，需要进一步除去杂质，通过分离并进行精制方可得到单体。分离即是根据提取所得混合物中各成分之间的物理或化学性质的差异，运用一定的方法使各成分之间彼此分开的过程。精制也是分离过程，是把得到的具有一定纯度的化合物进—步再分离，除去少量残留的杂质而达到纯化的过程。分离过程可粗略的分为部分分离、组分分离和单体分离三个阶段，但这三个阶段并没有明显界线，根据不同药材的化学成分具体情况可以灵活取舍。

一、经典分离方法

常用的分离和精制的方法有系统溶剂分离法、两相溶剂萃取法、沉淀法、盐析法、透析法、结晶法、分馏法和层析法等。

（一）系统溶剂分离法

将经提取得到的总提取物，用三、四种不同极性的溶剂，由极性低到极性高分步依次进行提取，使总提取物中的各种成分依其在不同极性溶剂中溶解度的差异而分离，这样便将总提取物分成若干个部分，是一种常用的部分分离的方法，若配合药理，确定有效部位就能为有效成分的分离提供方便(活性追踪)。但当总提取物常为胶状物，难以均匀分散在低极性溶剂中，使提取难以完全。这时可拌入适量惰性填充剂如硅酸土或纤维素粉等，低温干燥使成粉末状，再用溶剂依次提取，这样提取比较完全。常用的溶剂系统如石油醚、乙醚、氯仿、醋酸乙酯、乙醇、水等。使用该法时，如有化学成分性质不稳定，则需尽量避免或减少如过高温度、受热时间长、强酸强碱等猛烈理化因素的影响，以防止有效成分的分解、异构化等变化。

（二）两相溶剂萃取法

1. 简单萃取法：是利用混合物中各成分在两种互不相溶的溶剂中分配系数的不同而达到分离的方法。萃取时如果各成分在两相溶剂中分配系数相差越大，则分离效率越高、如果在水提取液中的有效成分是亲脂性的物质，一般多用亲脂性有机溶剂，如苯、氯仿或乙醚进行两相萃取，如果有效成分是偏于亲水性的物质，在亲脂性溶剂中难溶解，就需要改用弱亲脂性的溶剂，例如乙酸乙酯、丁醇等。还可以在氯仿、乙醚中加入适量乙醇或甲醇以增大其亲水性。如提取黄酮类成分时，多用乙酸乙酯和水的两相萃取；提取亲水性强的皂苷则多选用正丁醇、异戊醇和水作两相萃取。不过，一般有机溶剂亲水性越大，与水作两相萃取的效果就越不好，因为能使较多的亲水性杂质伴随而出，对有效成分进一步精制影响很大。

两相溶剂萃取在操作中还要注意以下几点：

(1)先用小试管猛烈振摇约1分钟，观察萃取后二液层分层现象。如果容易产生乳化，大量提取时要避免猛烈振摇，可延长萃取时间。如碰到乳化现象，可将乳化层分出，再用新溶剂萃取；或将乳化层抽滤，或将乳化层稍稍加热；或较长时间放置并不时旋转，令其自然分层。乳化现象较严重时，可以采用二相溶剂逆流连续萃取装置。

(2)水提取液的浓度最好在比重1.1～1.2，过稀则溶剂用量太大，影响 操作。

(3)溶剂与水溶液应保持一定量的比例，第一次提取时，溶剂要多一些，一般为水提取液的1/3，以后的用量可以少一些，一般1/4～1/6。

(4)一般萃取3～4次即可。但亲水性较大的成分不易转入有机溶剂层时，需增加萃取次数，或改变萃取溶剂。

萃取法所用设备，如为小量萃取，可在分液漏斗中进行；如为中量萃取，可在较大的适当的下口瓶中进行。在工业生产中大量萃取，多在密闭萃取罐内进行，用搅拌机搅拌一定时间，使二液充分混合，再放置令其分层；有时将两相溶液喷雾混合，以增大萃取接触，提高萃取效率，也可采用二相溶剂逆流连续萃取装置。

2. 逆流连续萃取法：是一种连续的两相溶剂萃取法。其装置可具有一根、数根或更多的萃取管。管内用小瓷圈或小的不锈钢丝圈填充，以增加两相溶剂萃取时的接触面。例如用氯仿从川楝树皮的水浸液中萃取川楝素(toosendanin)，可将氯仿盛于萃取管内，而比重小于氯仿的水提取浓缩液贮于高位容器内，开启活塞，则水浸液在高位压力下流入萃取管，遇瓷圈撞击而分散成细粒，使与氯仿接触面增大，萃取就比较完全。如果一种中草药的水浸液需要用比水轻的苯、乙酸乙酯等进行萃取，则需将水提浓缩液装在萃取管内，而苯、乙酸乙酯贮于高位容器内。萃取是否完全，可取样品用薄层层析、纸层析及显色反应或沉淀反应进行检查。

3. 逆流分配法(counter current distribution，CCD)：又称逆流分溶法、逆流分布法或反流分布法。逆流分配法与两相溶剂逆流萃取法原理一致，但加样量一定，并不断在一定容量的两相溶剂中，经多次移位萃取分配而达到混合物的分离。本法所采用的逆流分配仪是由若干乃至数百只管子组成。若无此仪器，小量萃取时可用分液漏斗代替。预先选择对混合物分离效果较好，即分配系数差异大的两种不相混溶的溶剂。并参考分配层析的行为分析推断和选用溶剂系统，通过试验测知要经多少次的萃取移位才能达到真正的分离。逆流分配法对于分离具有非常相似性质的混合物，往往可以取得良好的效果。但操作时间长，萃取管易因机械振荡而损坏，消耗溶剂亦多，应用上常受到一定限制。

4. 液滴逆流分配法（droplet counter current chromatography，DCCC）：又称液滴逆流层析法。为近年来在逆流分配法基础上改进的两相溶剂萃取法。对溶剂系统的选择基本同逆流分配法，但要求能在短时间内分离成两相，并可生成有效的液滴。由于移动相形成液滴，在细的分配萃取管中与固定相有效地接触、摩擦不断形成新的表面，促进溶质在两相溶剂中的分配，故其分离效果往往比逆流分配法好，且不会产生乳化现象，用氮气压驱动移动相，被分离物质不会因遇大气中氧气而氧化。本法必须选用能生成液滴的溶剂系统，且对高分子化合物的分离效果较差，处理样品量小（1 g 以下），并要有一定设备。应用液滴逆流分配法可有效地分离多种微量成分如柴胡皂苷、原小檗碱型季铵碱等。目前，对适用于逆流分配法进行分离的成分，可采用两相溶剂逆流连续萃取装置或分配柱层析法进行。

(三) 沉淀法

沉淀法是在中草药提取液中加入某些试剂使产生沉淀，去杂质的方法。

1. 铅盐沉淀法：为分离某些中草药成分的经典方法之一。由于醋酸铅及碱式醋酸铅在水及醇溶液中，能与多种中草药成分生成难溶的铅盐或络盐沉淀，故可利用这种性质使有效成分与杂质分离。中性醋酸铅可与酸性物质或某些酚性物质结合成不溶性铅盐。因此，常用以沉淀有机酸、氨基酸、蛋白质、黏液质、鞣质、树脂、酸性皂苷、部分黄酮等。可与碱式醋酸铅产生不溶性铅盐或络合物的范围更广。通常将中草药的水或醇提取液先加入醋酸铅浓溶液，静置后滤出沉淀，并将沉淀洗液并入滤液，于滤液中加碱式醋酸铅饱和溶液至不发生沉淀为止，这样就可得到醋酸铅沉淀物、碱式醋酸铅沉淀物及母液三部分。

然后将铅盐沉淀悬浮于新溶剂中，通以硫化氢气体，使其分解并转为不溶性硫化铅而沉淀。含铅盐母液亦须先如法脱铅处理，再浓缩精制。硫化氢脱铅比较彻底，但溶液中可能存有多余的硫化氢，必须先通入空气或二氧化碳让气泡带出多余的硫化氢气体，以免在处理溶液时参与化学反应。新生态的硫化铅多为胶体沉淀，能吸附药液中的有效成分，要注意用溶剂处理回收。脱铅方法，也可用硫酸、磷酸、硫酸钠、磷酸钠等除铅，但硫酸铅、磷酸铅在水中仍有一定的溶解度，除铅不彻底。用阳离子交换树脂脱铅快而彻底，但要注意药液中某些有效成分也可能被交换上去，同时脱铅树脂再生也较困难。还应注意脱铅后溶液酸度增加，有时需中和后再处理溶液，有时可用新制备的氢氧化铅、氢氧化铝、氢氧化铜或碳酸铅、明矾等代替醋酸铅、碱式醋酸铅。例如在黄芩水煎液中加入明矾溶液，黄芩苷(baicalin)就与铝盐络合生成难溶于水的络合物而与杂质分离，这种络合物用水洗净就可直接供药用。

2. 试剂沉淀法：在生物碱盐的溶液中，加入某些生物碱沉淀试剂，则生物碱生成不溶性复盐而析出。水溶性生物碱难以用萃取法提取分出，常加入雷氏铵盐使生成生物碱雷氏盐沉淀析出。又如橙皮苷(hesperidin)、芦丁(rutin)、黄芩苷(Baicalin)、甘草皂苷均易溶于碱性溶液，当加入酸后可使之沉淀析出。某些蛋白质溶液，可以变更溶液的 pH 利用其在等电点时溶解度最小的性质而使之沉淀析出。此外，还可以用明胶、蛋白溶液沉淀鞣质；胆甾醇也常用以沉淀洋地黄皂苷等。可根据中草药有效成分和杂质的性质，适当选用。

（四）盐析法

盐析法是在中草药的水提液中、加入无机盐至一定浓度，或达到饱和状态，可使某些成分在水中的溶解度降低沉淀析出，而与水溶性大的杂质分离。常用作盐析的无机盐有氯化钠、硫酸钠、硫酸镁、硫酸铵等。例如三七的水提取液中加硫酸镁至饱和状态，三七皂苷乙即可沉淀析出，自黄藤中提取掌叶防己碱，自三颗针中提取小檗碱(berberine)在生产上都是用氯化钠或硫酸按盐析制备。有些成分如原白头翁素(protoanemonin)、麻黄碱(ephedrine)、苦参碱(matrine)等水溶性较大，在提取时，亦往往先在水提取液中加入一定量的食盐，再用有机溶剂萃取。

（五）透析法

透析法是利用小分子物质在溶液中可通过半透膜，而大分子物质不能通过半透膜的性质，达到分离的方法，例如分离和纯化皂苷、蛋白质、多肽、多糖等物质时，可用透析法以除去无机盐、单糖、双糖等杂质。反之也可将大分子的杂质留在半透膜内，而将小分子的物质通过半透膜进入膜外溶液中，而加以分离精制。透析是否成功与透析膜的规格关系极大。透析膜的膜孔有大有小，要根据欲分离成分的具体情况而选择。透析膜有动物性膜、火棉胶膜、羊皮纸膜(硫酸纸膜)、蛋白质胶膜、玻璃纸膜等。通常多用市售的玻璃纸或动物性半透膜扎成袋状，外面用尼龙网袋加以保护，小心加入欲透析的样品溶液，悬挂在清水容器中。经常更换清水使透析膜内外溶液的浓度差加大，必要时适当加热，并加以搅拌，以利透析速度加快。为了加快透析速度，还可应用电透析法，即在半透膜旁边纯溶剂两端放置二个电极，接通电路，则透析膜中的带有正电荷的成分如无机阳离子、生物碱等向阴极移动，而带负电共荷的成分如无机阴离子、有机酸等则向阳极移动，中性化合物及高分子化合物则留在透析膜中。透析是否完全，需取透析膜内溶液进行定性反应检查。

一般透析膜可以自制：动物半透膜如猪、牛的膀胱膜、用水洗净，再以乙醚脱脂，即可供用；羊皮纸膜可将滤纸浸入 50%的硫酸 15～60 分钟，取出铺在板上，以水冲洗制得。其膜孔大小与硫酸浓度、浸泡时间以及用水冲洗速度有关；火棉胶膜系将火棉胶溶于乙醚及无水乙醇，涂在板上，干后放置水中即可供用，其膜孔大小与溶剂种类、溶剂挥发速度有关，溶剂中加入适量水可使膜孔增大，加入少量醋酸可使膜孔缩小；蛋白质胶(明胶)膜可用 20%明胶涂于细布上，阴干后放水中，再加甲醛使膜凝固，冲洗干净即可供用。

(六) 分馏法

分馏法是用于分离液体混合物的一种方法，是利用液体混合物中各组分沸点的差别，经在分馏柱中多次反复蒸馏而达到分离。在天然药物化学研究中，分馏法常用于挥发油和一些液体生物碱的分离。

液体混合物中所含的每种成分都有各自固定的沸点，在一定的温度下，都有其一定的饱和蒸气压。沸点越低，则该成分的蒸气压越大，也就是说挥发性越大。当溶液受热气化后，并呈气-液两相平衡时，沸点低的成分在蒸气中的分压力高，因而在气相中的含量就较液相中大，即在气相中含较多低沸点成分，而在液相中含有较多的高沸点成分，经过一次理想的蒸馏后，馏出液中沸点低的成分含量提高，而沸点高的成分的含量降低。如果把馏出液再进行一次蒸馏，沸点低的成分含量要进一步增加，如此经过多次蒸馏，可将混和物中各成分分开，这种多次反复蒸馏而使混合物分离的过程称为分馏。实际分馏是在分馏柱中进行的，分馏柱是将这种多次分馏的复杂操作在一只分馏柱中完成。在分馏柱内，进入分馏柱的蒸气由于柱外空气的冷却，部分蒸汽冷凝成液体，上行的蒸汽碰到下行的冷凝液，就产生了热交换而达到气液平衡。如上行的蒸汽中包含集中成分，显然高沸点的成分较易被冷凝，那么随着蒸汽在分馏柱上行升高，混合蒸汽所含高沸点的成分越来越少，到了一定高度，可获得某一沸点较低的纯组分。为增加气液两相接触面，便于更快地达到平衡，常在蒸馏柱内放入填充物(如玻璃管、玻璃珠等)。

在分离液体混合物时，如液体混合物各成分沸点相差 100℃以上，则可以不用分馏柱，如相差 25℃以下，则需采用分馏柱，沸点相差越小，则需要的分馏装置愈精细。若液体混合物能生成恒沸混合物，则达到恒沸点时，由于相互平衡的液体和蒸汽的成分一致，只能得到恒沸化合物，因此不能继续用分馏法分离，必须用化学方法处理才能得到纯组分。用分馏法分离挥发油时，由于挥发油中各成分沸点较高，并且有些成分在受热下易发生化学变化，因而常常需在减压情况下进行操作。且由于挥发油成分较复杂，有些成分沸点相差小，用分馏法很难得到单体成分，但常常得到成分较简单的组分，然后配合其他分离方法如层析法便容易得到单体化合物。

(七)结晶法与重结晶

结晶法是分离和精制固体化学成分最常用的方法，是利用混合物中各成分在某种溶剂或某种混合溶剂中的溶解度不同来达到分离的方法。固体化学成分溶于一种热的溶剂或混合溶剂中，然后慢慢冷却此溶液，溶解的化学成分在较低温度时溶解度下降而形成过饱和溶液，然后该化学成分从溶液中呈结晶状析出，而其他杂质仍留在母液中，这种现象称为结晶。一般情况下，结晶状化合物都具有较高纯度，这样就可通过过滤使结晶和母液分开，从而达到分离纯化的目的。一般地说：从不是结晶状物质处理得到结晶状物质，这一步叫结晶；而从较不纯的结晶经处理得到较纯的结晶称为重结晶。结晶和重结晶没有本质上的区别，它们除了处理的原料有所区别外，操作原理和方法基本相同。结晶后的母液经处理又可分别得到第二批、第三批结晶，这种方法则称为分步结晶。结晶状化合物在反复重结晶过程中，结晶的析出总是越来越快，纯度也越来越高。分步结晶各部分所得结晶，其纯度往往有较大差异，获得的结晶常含一种以上的化学成分，在未检查前不要贸然混在一起。

天然药物化学成分在常温下多半呈固体物质，大多具有结晶化的通性，可用结晶法来达到分离和精制。一旦获得结晶，就能有效地精制成单体化合物。纯化合物的结晶有一定的熔点和结晶学特征，有利于化合物的结构鉴定。因此，获得结晶并纯化至单体是鉴定天然药物化学成分、研究其分子结构的重要途径。但值得注意的是，一般能结晶的成分大部分是较纯的化合物，但并一定是单体、结晶有的也是混合物。另外有些物质即使达到了很高的纯度，也不能结晶或不易结晶，只呈无定形粉末状。由于得不到结晶而给以后的鉴定工作带来一定困难，遇到这种情况就往往需要制备结晶性的衍生物或盐来进行精制，如生物碱可制备各种盐类，羟基化合物可制成乙酰化物或苯甲酰化物，羰基化合物可制备成苯腙衍生物等，然后将结晶性衍生物或盐经结晶法精制后，再用化学方法处理使其恢复原来的化合物，这时化合物的纯度往往大大提高了。当然，某些无法结晶的物质，在通过一系列检查后，确证其为单一化合物时，也可直接进行化学鉴定和化学结构的测定工作。

1. 结晶法的操作步骤：结晶法的操作通常包括以下四个步骤。

(1)溶解：将需要结晶处理的固体物质或粗晶溶解于沸腾或近于沸腾的适宜溶剂中。操作时可在三角瓶中进行，若为挥发性较大或沸点较低的有机溶剂，则可在装有回流冷凝器的圆底烧瓶或三角瓶中进行。将样品置于瓶中，加入部分溶剂和小沸石，在水浴上加热至沸，分次加入溶剂使样品溶解。为了减小样品留在母液中而造成损失，加入溶剂的量应尽可能少，并且应将溶剂加热沸腾或近于沸腾，以使溶剂产生最大的溶解度，以利于冷却后过饱和溶液的形成和结晶的析出。

某些样品由于含少量有色杂质可使结晶溶液呈色，这时可加入活性炭脱色。活性炭的用量视活性炭的活性、所用溶剂极性和所含杂质的量而定，常用量为固体样品量的 1%～2%，若活性炭用得过多，欲结晶的成分可因被吸附而损失。活性炭在水溶液中脱色效率最高，低分子醇类次之，非极性溶剂中效果不显著。加活性炭时，应待样品全部加热溶解，稍冷后再加入，否则易发生暴沸，加入活性炭后，回流 5～10 分钟即可。

(2)热滤：将溶解了样品的热溶液趁热过滤，以除去不溶性杂质，当用了活性炭脱色时也将活性炭一并滤除。通过溶解而制得的结晶溶液是一个热的饱和溶液，遇冷往往易析出结晶，因此必须趁热过滤。过滤有常压过滤和减压抽滤两种方法。过滤前可先用溶剂润湿和温热过滤漏斗和滤纸，必要时要保温过滤。过滤时应将热溶液一份份分次倾入，从漏斗上滤过，以防在漏斗上冷却而析出结晶。结晶溶液如含胶状物质，常常会堵塞滤纸不易过滤，可在滤纸上加一层硅藻土和石棉等助滤剂。减压抽滤时，用有机溶剂过滤时，滤纸与漏斗不易贴紧，可先用少量水润湿滤纸，然后减压抽紧滤纸，再用有机溶剂洗去水分，最后才过滤溶液。过滤时压力不宜抽得太低，否则滤液急剧蒸发，有沸腾溢出的危险，而且溶剂迅速挥发，残渣易将滤孔堵塞而影响过滤。

(3)析晶：将滤液慢慢冷却放置，结晶析出。在这一过程中，一般是溶液浓度高，降温快，析出结晶的速度也越快，但此时结晶的颗粒较小，杂质也可能较多，有时自溶液中析出的速度太快，超过了化合物晶核的形成和分子定向排列速度，往往只能得到无定形粉末。有时溶液浓度过高，相应杂质的浓度或溶液的黏度也较大，反而阻碍结晶的析出。因此，在操作中往往使溶液浓度适当，慢慢降低温度，常常能析出结晶较大而纯度较高的结晶，有的结晶的形成需较长的时间，往往需放置数天或更长时间。

在放置过程中，一般将瓶塞塞住，以防溶剂挥发，避免液面出现结晶而致使结晶纯度较低，若溶剂全部蒸发，开始形成的结晶被母液中干的内容物包住，就达不到纯化的目的。如果放置一段时间后没有结晶析出，可采用如下几种方法诱发结晶：①可用玻璃棒或金属刮勺摩擦瓶内壁溶液边缘处，摩擦动作应是垂直方向(在溶液中一进一出)，而且要足以听得见摩擦声。②加入种晶是诱导结晶的常用而有效的手段，种晶即同种化合物结晶的微小颗粒，往往将种晶加入到冷却的溶液中，即可引发结晶过程的开始，结晶会立即长大。而且溶液中如果是光学异构体的混合物，还可优先析出与种晶相同的光学异构体。若没有种晶时，可用玻璃棒沾取饱和溶液一滴，任溶剂挥发掉，然后移入溶液中，也有助于溶液的结晶。

③放入较低温度环境中如冰水浴中冷却，使溶质溶解度再降低，也有助于结晶的产生，一般放入冰箱中即可。如使用以上方法仍无结晶析出，可打开瓶塞任溶液逐步挥散，慢慢析晶。或另选合适的溶剂处理，或除掉一些杂质后再进行结晶操作。

(4)过滤：用抽滤法滤出结晶。滤出的结晶要用少量冷的溶剂洗涤晶体，以便除去沾附在晶体表面的母液。操作时先把母液抽干，将结晶压紧，尽量抽除母液，然后停止抽气，加入少最冷溶剂浸泡片刻，再抽滤，反复多次。每次溶剂用量不宜过多。最后一次洗涤后尽量抽干溶剂，取出结晶干燥即得。

2. 结晶溶剂的选择：在使用结晶法的过程中，除了以上四个步骤的正确操作以外，还要特别注意结晶条件的选择，其中又以结晶溶剂的选择最为重要，是制备出结晶的关键所在。

(1)理想结晶溶剂的条件

1)该溶剂对欲纯化的成分热时溶解度大，冷时溶解度小，而对杂质则冷热都不溶或冷热都易溶。这样欲结晶的物质在热时和冷时的溶解度相差较大，热时溶解的样品溶液冷时易析出结晶，而杂质冷热都不溶时可在热滤时经过滤除去；杂质冷热都易溶时，冷却后不随欲结晶成分一同析出而留在母液中。

2)溶剂的沸点不宜太高或太低，宜在30~150℃，溶剂沸点过低易挥发逸失，过高则不易将结晶表面附着溶剂除去。

3)该溶剂与欲结晶的成分不发生化学反应。

4)尽可能安全、价廉、易得。

当然，理想的溶剂有时很难找到。寻找合适的溶剂一般要通过查阅文献资料，参考同类化合物的一般溶解性质和结晶条件，并且经小量摸索试验而确定。

(2)选择溶剂的小量试验方法：取少量样品(数毫克或数百毫克)用不同的溶剂(数滴至数毫升)试验其溶解度，包括冷时和热时的溶解度。常选用加热时能全溶，放冷时能析出的溶剂，冷热时都易溶或冷热时都难溶的溶剂不宜选用。一般首先试用乙醇，因为它是一个有脂溶性和水溶性基团的溶剂，且经济安全。

(3)混合溶剂的选择：若选择不到合适的单一的结晶溶剂，可考虑选择混合溶剂。混合溶剂一般由两种互溶的溶剂组成，共中一种是对样品溶解度大的溶剂，而另一种是样品相对不溶的溶剂。先将样品溶于最少量的溶解度大的沸溶剂中，然后向沸溶液中滴加溶解度小的第二种溶剂直至混浊，这时再滴加第一种易溶的溶剂使混浊全部变清为止，溶液在该点达到饱和状态，当冷却时，必然易析出结晶。在选择混合溶剂时，最好选择样品在低沸点溶剂中较易溶解，而在高沸溶剂中较难溶解的两者混合使用，这样在放置析晶过程中，先塞紧瓶塞看是否能结晶，如不结晶，可打开瓶塞任溶剂逐步在室温下自然挥发，低沸点的溶剂易挥发而比例逐渐减少，样品的溶解度又降低，促进结晶的析出。

(4)常用溶剂：常用的单一溶剂有水、甲醇、乙醇、丙酮、乙酸乙酯、氯防、苯、石油醚等。常用的溶剂不能结晶时，有时可考虑一些不常用溶剂，如二氧六环、二甲亚砜、二甲基甲酰胺、吡啶等。常用的混合溶剂有：乙醇-水、丙酮-水、乙醚-甲醇、苯-石油醚、乙醚-石油醚、氯仿-醇或醚等。

二、色 谱 法

色谱法(层析法)是利用不同物质理化性质的差异而建立起来的技术。所有的色谱系统都由两个相组成：一是固定相，它是固体物质或者是固定于固体物质上的成分；另一是流动相，即可以流动的物质，如水和各种溶媒。当待分离的混合物随溶媒(流动相)通过固定相时，由于各组分的理化性质存在差异，与两相发生相互作用(吸附、溶解、结合等)的能力不同，在两相中的分配(含量对比)不同，而且随溶媒向前移动，各组分不断地在两相中进行再分配。与固定相相互作用力越弱的组分，随流动相移动时受到的阻滞作用小，向前移动的速度快；反之，与固定相相互作用越强的组分，向前移动速度越慢。分步收集流出液，可得到样品中所含的各单一组分，从而达到将各组分分离的目的。

1. 按层析原理分类：见表 1-4-1。

表1-4-1　层析法的不同分类原理

名称	分离原理
吸附层析法	固定相是固体吸附剂，各组分在吸附剂表面吸附能力不同
分配层析法	各组分在流动相和静止液相(固相)中的分配系数不同
离子交换层析法	固定相是离子交换剂，各组分与离子交换剂亲和力不同
凝胶层析法	固定相是多孔凝胶，各组分的分子大小不同，在凝胶上受阻滞的程度不同
亲和层析法	固定相只能与一种待分离组分专一结合，以此和无亲和力的其他组分分离

2. 按操作形式不同分类：见表 1-4-2。

表1-4-2　层析法的不同操作形式

名称	操作形式
柱层析法	固定相装于柱内，使样品沿着一个方向前移而达分离
薄层层析法	将适当黏度的固定相均匀涂铺在薄板上，点样后用流动相展开，使各组分离
纸层析法	用滤纸作液体的载体，点样后用流动相展开，使各组分分离
薄膜层析法	将适当的高分子有机吸附剂制成薄膜，以类似纸层析方法进行物质的分离

(一)吸附色谱法

吸附色谱(adsorption chromatography)是利用吸附剂对被分离物质的吸附能力不同,用溶剂或气体洗脱,以使组分分离。常用的吸附剂有氧化铝、硅胶、聚酰胺等有吸附活性的物质。吸附剂、溶剂与被分离物性质的关系:液-固吸附层析是运用较多的一种方法,特别适用于很多中等分子量的样品(分子量小于1000的低挥发性样品)的分离,尤其是脂溶性成分,一般不适用于高分子量样品如蛋白质、多糖或离子型亲水性化合物等的分离。吸附层析的分离效果,决定于吸附剂、溶剂和被分离化合物的性质这三个因素。

1. 吸附剂:常用的吸附剂有硅胶、氧化铝、活性炭、硅酸镁、聚酰胺、硅藻土等。

(1)硅胶:层析用硅胶为一多孔性物质,分子中具有硅氧烷的交链结构,同时在颗粒表面又有很多硅醇基。硅胶吸附作用的强弱与硅醇基的含量多少有关。硅醇基能够通过氢键的形成而吸附水分,因此硅胶的吸附力随吸附的水分增加而降低。若吸水量超过17%,吸附力极弱不能用作为吸附剂,但可作为分配层析中的支持剂。对硅胶的活化,当硅胶加热至100~110℃时,硅胶表面因氢键所吸附的水分即能被除去。当温度升高至500℃时,硅胶表面的硅醇基也能脱水缩合转变为硅氧烷键,从而丧失了因氢键吸附水分的活性,就不再有吸附剂的性质,虽用水处理亦不能恢复其吸附活性。所以硅胶的活化不宜在较高温度进行(一般在170℃以上即有少量结合水失去)。

硅胶是一种酸性吸附剂,适用于中性或酸性成分的层析,同时硅胶又是一种弱酸性阳离子交换剂,其表面上的硅醇基能释放弱酸性的氢离子,当遇到较强的碱性化合物,则可因离子交换反应而吸附碱性化合物,易产生拖尾而不能很好地分离。为了使某一类化合物得到满意的分离,有时可以向硅胶中掺入某种试剂,以改良吸附性能,提高分离效果,称为改良吸附剂。例如以硝酸银处理的硅胶对不饱和烃类有极好的分离作用。

硅胶的表面积、表面结构、微孔体积及微孔半径均直接影响色谱分离的效果。常用柱色谱硅胶有100~200目,200~300目和300~400目等规格可供选择,常压操作使用最多的是100~200目硅胶,常用于复杂样品的初步分离和易分离样品的分离。颗粒更细的硅胶需要增加操作压力,适用于加压色谱分离,可获得更高的分离效率。

(2)氧化铝:在吸附柱色谱中,氧化铝(alumina)是仅次于硅胶的分离填料。不同结构的有机化合物在其表面可能通过四种作用类型产生吸附效果,包括偶极-偶极相互作用、成盐作用、配位作用和氢键作用。通常氧化铝比硅胶的吸附能力更强,因此非常适用于亲脂性物质的分离制备;氧化铝比硅胶具有更高的吸附容量，价格低廉，因此应用也比较广泛。

氧化铝通常可按制备方法不同分为碱性、中性和酸性三种。其中碱性氧化铝带有碱性(因其中可混有碳酸钠等成分)，对于分离一些碱性天然药物成分，如生物碱类的分离颇为理想。碱性氧化铝常用于碳氢化合物的分离，能从碳氢化合物中除去含氧化合物；它还能对某些色素、甾族化合物、生物碱、醇以及其他中性、碱性物质进行分离。但是碱性氧化铝不宜用于醛、酮、酸、内酯等类型的化合物分离。因为有时碱性氧化铝可与上述成分发生次级反应，如异构化、氧化、消除反应等。

除去氧化铝中弱碱性杂质可用水洗至中性，称为中性氧化铝，适用于醛、酮、醌、某些苷及酸碱溶液中不稳定的化合物，如酯、内酯等化合物的分离，因此，应用范围比较广泛。

用稀硝酸或稀盐酸处理氧化铝，不仅可中和氧化铝中含有的碱性杂质，并可使氧化铝颗粒表面带有 NO_3^- 或 Cl^- 的阴离子，从而具有离子交换剂的性质，适合于酸性成分的层析，这种氧化铝称为酸性氧化铝，适用于天然及合成酸性色素以及某些醛、酸的分离。

供柱层析用的氧化铝，其粒度要求在 100～160 目。粒度大于 100 目，分离效果差；小于 160 目，溶剂流速太慢，易使谱带扩散。样品与氧化铝的用量比，一般在 1：(20～50)，层析柱的内径与柱长比例在 1：(10～20)。

在用溶剂冲洗柱时，流速不宜过快，洗脱液的流速一般以每 0.5～1 小时内流出液体的毫升数与所用吸附剂的重量(g)相等为合适。

(3)活性炭：是使用较多的一种非极性吸附剂。一般需要先用稀盐酸洗涤，其次用乙醇洗，再以水洗净，于 80℃ 干燥后即可供层析用。层析用的活性炭，最好选用颗粒活性炭，若为活性炭细粉，则需加入适量硅藻土作为助滤剂一并装柱，以免流速太慢。活性炭主要用于分离水溶性成分，如氨基酸、糖类及某些苷。活性炭的吸附作用，在水溶液中最强，在有机溶剂中则较弱。故水的洗脱能力最弱，而有机溶剂则较强。例如以醇-水进行洗脱时，则随乙醇浓度的递增而洗脱力增加。活性炭对芳香族化合物的吸附力大于脂肪族化合物，对大分子化合物的吸附力大于小分子化合物。利用这些吸附性的差别，可将水溶性芳香族物质与脂肪族物质分开，单糖与多糖分开，氨基酸与多肽分开。

(4)聚酰胺：聚酰胺是一类高分子聚合物，又称为锦纶或尼龙。聚酰胺同时具备较好的亲水和亲脂性能，既可用于分离水溶性成分，又可用于分离脂溶性成分。它可溶于浓盐酸、甲酸，微溶于乙酸、苯酚等溶剂，不溶于水、甲醇、乙醇、乙醚、氯仿、丙酮、苯等常用有机溶剂，对碱较稳定，对酸尤其是无机酸稳定性较差，温度高时更敏感。

聚酰胺分子中既有酰胺基，又有非极性脂肪链，因此具有双重保留机制。当采用极性流动相时(含水溶剂),聚酰胺作为非极性固定相,作用相当于反相分配色谱,如分离萜类、甾类和生物碱等很难与聚酰胺形成氢键的物质常采用极性流动相;当采用非水流动相(如 $CHCl_3$-MeOH)时,聚酰胺作为极性固定相,其色谱行为类似正相色谱。但对于能够与聚酰胺形成氢键的化合物,氢键吸附作用起主导作用。聚酰胺分子中的酰胺羰基与酚类、黄酮类化合物的酚羟基,或酰胺键上的游离胺基与醌类、脂肪羧酸上的羰基形成氢键缔合而产生吸附。因此,聚酰胺广泛应用于黄酮类、醌类、酚酸类、木脂素类、生物碱类、萜类、甾体类等各种极性、非极性化合物的分离,特别在黄酮类、醌类、酚酸类等多元酚类化合物、含有羧酸的化合物以及含有羰基的化合物分离中具有独特优势。

聚酰胺色谱柱的填装通常采用湿法装柱,每 100 ml 聚酰胺一般可上样 1.5～2.5 g。样品先用洗脱溶剂溶解,浓度 20%～30%,直接上样。若不易溶于洗脱剂,可选用易挥发的有机溶剂溶解,拌入聚酰胺干粉后将溶剂减压蒸去,用洗脱剂分散后装入柱顶。洗脱剂常采用水,递增乙醇比例至浓乙醇或氯仿-甲醇系统递增甲醇比例至纯甲醇洗脱。若仍有组分未洗脱下来,可采用稀氨水或稀甲酸胺溶液洗脱,分段收集。

聚酰胺薄层色谱是探索聚酰胺柱色谱分离条件和检查柱色谱各流分组成和纯度的重要手段,通常采用聚酰胺薄膜。展开溶剂既可采用含水极性溶剂系统,也可采用非水流动相。若在各种溶剂系统中加入少量的酸或碱,可克服色谱中拖尾现象,使斑点清晰。

2. 溶剂:层析过程中溶剂的选择,对组分分离关系极大。在柱层析时所用的溶剂(单一剂或混合溶剂)习惯上称洗脱剂,用于薄层或纸层析时常称展开剂。洗脱剂的选择,须根据被分离物质与所选用的吸附剂性质两者结合起来加以考虑。在用极性吸附剂进行层析时,当被分离物质为弱极性物质,一般选用弱极性溶剂为洗脱剂;被分离物质为强极性成分,则须选用极性溶剂为洗脱剂。如果对某一极性物质用吸附性较弱的吸附剂(如以硅藻土或滑石粉代替硅胶),则洗脱剂的极性亦须相应降低。

在柱层析操作时,被分离样品在加样时可采用干法,亦可选一适宜的溶剂将样品溶解后加入。溶解样品的溶剂应选择极性较小的,以便被分离的成分可以被吸附,然后逐渐增大溶剂的极性。这种极性的增大是一个十分缓慢的过程,称为"梯度洗脱",使吸附在层析柱上的各个成分逐个被洗脱。如果极性增大过快(梯度太大),就不能获得满意的分离。溶剂的洗脱能力,有时可以用溶剂的介电常数(ε)来表示。介电常数高,洗脱能力就大。以上的洗脱顺序仅适用于极性吸附剂,如硅胶、氧化铝。对非极性吸附剂,如活性炭,则正好与上述顺序相反,在水或亲水性溶剂中所形成的吸附作用,较在脂溶性溶剂中为强。

3. 被分离物质的性质:被分离的物质与吸附剂、洗脱剂共同构成吸附层析中的三个要素，彼此紧密相连。在指定的吸附剂与洗脱剂的条件下，各个成分的分离情况，直接与被分离物质的结构与性质有关。对极性吸附剂而言，成分的极性大，吸附性强。

当然，天然药物化学成分的整体分子观是重要的，例如极性基团的数目愈多，被吸附的可能就会更大些，在同系物中碳原子数目少些，被吸附也会强些。总之，只要两个成分在结构上存在差别，就有可能分离，关键在于条件的选择。要根据被分离物质的性质，吸附剂的吸附强度，与溶剂的性质这三者的相互关系来考虑。首先要考虑被分离物质的极性。如被分离物质极性很小为不含氧的萜烯，或虽含氧但非极性基团，则需选用吸附性较强的吸附剂，并用弱极性溶剂如石油醚或苯进行洗脱。但多数天然药物成分的极性较大，则需要选择吸附性能较弱的吸附剂（一般Ⅲ～Ⅳ级）。采用的洗脱剂极性应由小到大按某一梯度递增，或可应用薄层层析以判断被分离物在某种溶剂系统中的分离情况。此外，能否获得满意的分离，还与选择的溶剂梯度有很大关系。现以实例说明吸附层析中吸附剂、洗脱剂与样品极性之间的关系。如有多组分的混合物，像植物油脂系有烷烃、烯烃、甾醇酯类、甘油三酸酯和脂肪酸等组分，当以硅胶为吸附剂时，使油脂被吸附后选用一系列混合溶剂进行洗脱，油脂中各单一成分即可按其极性大小的不同依次被洗脱。

4. 操作方法

（1）装柱：将层析柱洗净、干燥，底部先放数颗已用纱布包着的玻璃珠，再铺一层脱脂棉。装柱法有两种。

干装法：将吸附剂通过漏斗倒入柱内，中间不应间断，形成一细流慢慢加入管内。也可用橡皮锤轻轻敲打层析柱，使装填均匀。柱装好后，打开下端活塞，然后倒入洗脱剂，以排尽柱内空气，并保留一定的波面。

湿装法：将最初准备使用的洗脱剂装入柱内，打开下端活塞，使洗脱剂缓慢流出。然后把吸附剂慢慢连续不断地倒入柱内（或将吸附剂与适量洗脱剂调成混悬液慢慢加入柱内），吸附剂依靠重力和洗脱剂的带动，在柱内自由沉降，此间要不断把流出的洗脱剂加回柱内保持一定的液面，直至把吸附剂加完并在柱内沉降不再变动为止。然后在吸附剂上面加一小片滤纸或少许脱脂棉花。根据加样量控制洗脱剂液而至一定高度。

（2）加样：将欲分离的样品溶于少量装柱时用的洗脱剂中，制成样品溶液，加于层析柱中吸附剂面上。如样品不溶于装柱时用的溶剂，则将样品溶于易挥发的溶剂中，并加入适量吸附剂（不超过柱中吸附剂全量的 1/10）与其拌匀，除尽溶剂，将拌有样品的吸附剂均匀加到柱顶（始终保持洗脱剂有一定的液面），再覆盖一层吸附剂或玻璃珠即可。

（3）洗脱

常压洗脱：是指层析柱上端不密封，与大气相通。先打开柱下端活塞，保持洗脱剂流速 1～2 滴/秒，等份收集洗脱液。上端不断添加洗脱剂(可用分液漏斗控制添加速度与下端流出速度相近)。如单一溶剂洗脱效果不好，可用混合溶剂洗(一般不超过三种溶剂)，通常采用梯度洗脱。洗脱剂的洗脱能力由弱到强逐渐递增。每份洗脱液采用薄层析或纸层析定性检查，合并含相同成分的洗脱液。经浓缩、重结晶处理往往可得到某一单体成分。如仍为几个成分的混合物，不易析出单体成分的结晶，则需要进一步层析或用其他方法分离。

低压洗脱：是指层析柱上配一装洗脱剂的层析球，并将层析球与氮气瓶相连通，在 0.5~5 kg/cm^2 压力下洗脱。此法所用层析柱为硬质玻璃柱，使用的吸附剂颗粒直径较小(200～300 目)，可用薄层层析用的硅胶 H、氧化铝、细颗粒的聚酰胺、活性炭等。分离效果较经典柱层析高。

(二)分配层析法

分配柱层析法是利用混合物中各成分在两种不相混溶的液体之间的分布情况不同，而得到分离的一种方法。相当于连续逆流萃取分离法，所不同的是把其中一种溶剂固定在某一固体物质上、这种固体物质只是用来固定溶剂、本身没有吸附能力，称为"支持剂"或"担体"，被支持剂吸着固定的溶剂称为固定相。用来冲洗柱子的溶剂称为流动相。在洗脱过程中，流动相流经支持剂时与固定相发生接触。由于样品中各成分在两相之间的分配系数不同，因而向下移动速度也不一样，易溶于流动相中的成分移动快，而在固定相中溶解度大的成分移动慢，从而得以分离。

1. 支持剂的选择：作为分配层析的支持剂应具备以下条件，中性多孔粉末，无吸附作用，不溶于层析时所用的溶剂系统中；能吸着一定量的固定相，最好能达到支持相的 50%以上，而流动相能自由通过，并不改变其组成。常用的支持剂有以下几种：

(1)含水硅胶：含水量在 17%以上的硅胶已失去吸附作用，可作为分配层析的支持剂。硅胶吸收本身重量 50%的水仍呈不显潮湿的粉末状。

(2)硅藻土：作为分配层析的支持剂很好，因为硅藻土可吸收其本身重量的 100%的水，而仍呈粉末状，几无吸附性能，且装柱容易。

(3)纤维素：能吸收木身重 100%的水，仍呈粉末状。

2. 固定相的选择：如分离亲水性成分，用正相分配层析。在正相分配层析中，所用固定相一般为水、各种水溶液(酸、碱、盐、缓冲液、甲醇、甲酰胺等)。如分离亲脂性成分，则用反相分配层析。在反相分配层析中，所用固定相多为亲脂性强的有机溶剂，如硅油、液体石蜡等。

3. 流动相的选择：在正相分配层析中，流动相常选用石油醚、环己烷、苯、氯仿、醋酸乙酯、正丁醇、异戊醇等与水不相混溶（以很少混溶）的有机溶剂。洗脱时流动相的亲水性由弱到强逐渐增加。在反相分配层析中，流动相常选用水、甲醇、乙醇等。洗脱时流动相的亲水性由强至弱渐减。

4. 操作方法

（1）装柱：先将选好的固定相溶剂和支持剂放在烧杯内搅拌均匀，在布氏漏斗上抽滤，除去多余的固定相后，再倒入选好的流动相溶剂中，剧烈搅拌，使两相互相饱和平衡，然后在层析柱中加入已用固定相溶剂饱和过的流动相，再将载有固定相的支持剂按吸附柱层析湿装法装入柱中。

（2）加样：样品量与支持剂量比是 1∶（100～1000），加样量比吸附层析少。方法是将样品溶于少量流动相中，加于柱的顶端。如样品难溶于流动相，易溶于固定相，则用少量固定相溶解后，须用少量支持剂吸着，再装于柱顶。如样品在两相中溶解度均不大，则可溶于其他适宜的易挥发溶剂中，拌以干燥的支持剂，待溶剂挥尽后，按1∶（0.5～1）（支持剂∶固定相）量加入固定相拌匀后上柱。

（3）洗脱：洗脱方法同吸附柱层析法，但必须注意的是用作流动相的溶剂一定要事先以固定相溶剂饱和，否则层析过程中大量的流动相通过支持剂时，就会把支持剂吸着的固定相逐渐溶解去，破坏平衡，甚至最后只剩下支持剂，而达不到分离的目的。

（三）离子交换层析

离子交换层析（ion exchange chromatography，IEC）是利用离子交换剂上的可交换离子与周围介质中被分离的各种离子间的亲和力不同，经过交换平衡达到分离的目的的一种柱层析法。该法可以同时分析多种离子化合物，具有灵敏度高，重复性、选择性好，分离速度快等优点，是当前最常用的层析法之一，常用于多种离子型生物分子的分离，包括蛋白质、氨基酸、多肽及核酸等。

按解离出离子的类型，离子交换树脂分为阳离子交换树脂和阴离子交换树脂。每类树脂根据它的解离性能大小，又分为强、中和弱型。

强酸性阳离子交换树脂和强碱性阴离子交换树脂具有相同的苯乙烯骨架，但离子交换基团分别为磺酸基和季铵基。在弱酸型阳离子交换树脂骨架上连有许多羧基作为离子交换基团；而弱碱型阴离子交换树脂骨架上连有许多氨基作为离子交换基团。

离子交换树脂的交换能力取决于离子交换基团的数量，并用交换容量表示，即每克干树脂所含交换基团的毫摩尔数（mmol/g），通常在 1~10 mmol/g。树脂的选择主要考虑被分离物质所带电荷、解离基团的类型及电性强弱。

选择离子交换剂的一般原则：

(1) 选择阴离子或阳离子交换剂，决定于被分离物质所带的电荷性质。如果被分离物质带正电荷，应选择阳离子交换剂；如带负电荷，应选择阴离子交换剂；如被分离物为两性离子，则一般应根据其在稳定 pH 范围内所带电荷的性质来选择交换剂的种类。被分离的离子交换能力强，选用弱酸或弱碱型离子交换树脂，反之，选择强型树脂。被分离物质分子量大，选用低交联度树脂。进行离子交换色谱分离，要求树脂粒度在 200～400 目；而作为离子性成分提取或分段，使用100 目左右的树脂即可。

(2) 强型离子交换剂使用的 pH 范围很广，所以常用它来制备去离子水和分离一些在极端 pH 溶液中解离且较稳定的物质。

(3) 离子交换剂处于电中性时常带有一定的反离子，使用时选择何种离子交换剂，取决于交换剂对各种反离子的结合力。为了提高交换容量，一般应选择结合力较小的反离子。据此，强酸型和强碱型离子交换剂应分别选择 H 型和 OH 型；弱酸型和弱碱型交换剂应分别选择 Na 型和 Cl 型。

(4) 交换剂的基质是疏水性还是亲水性，对被分离物质有不同的作用，因此对被分离物质的稳定性和分离效果均有影响。一般认为，在分离生物大分子物质时，选用亲水性基质的交换剂较为合适，它们对被分离物质的吸附和洗脱都比较温和，活性不易破坏。

(四) 凝胶层析法

凝胶层析法(gel chromatography) 也称分子筛层析法，是指混合物随流动相经过凝胶层析柱时，其中各组分按其分子大小不同而被分离的技术。该法设备简单、操作方便、重复性好、样品回收率高，除常用于分离纯化蛋白质、核酸、多糖、激素等物质外，还可以用于测定蛋白质的相对分子质量，以及样品的脱盐和浓缩等。

凝胶是一种不带电的具有三维空间的多空网状结构、呈珠状颗粒的物质，每个颗粒的细微结构及筛孔的直径均匀一致，像筛子，小的分子可以进入凝胶网孔，而大的分子则排阻于颗粒之外。当含有分子大小不一的混合物样品加到用此类凝胶颗粒装填而成的层析柱上时，这些物质即随洗脱液的流动而发生移动。大分子物质沿凝胶颗粒间隙随洗脱液移动，流程短，移动速率快，先被洗出层析柱；而小分子物质可通过凝胶网孔进入颗粒内部，然后再扩散出来，故流程长，移动速度慢，最后被洗出层析柱，从而使样品中不同大小的分子彼此获得分离。如果两种以上不同相对分子质量的分子都能进入凝胶颗粒网孔，但由于它们被排阻和扩散的程度不同，在凝胶柱中所经过的路程和时间也不同，从而彼此也可以分离开来。

常用的凝胶类型有：交联葡聚糖凝胶（Sephadex G），琼脂糖凝胶（Sepharose B，Bio-Gel A），聚丙烯酰胺凝胶（Bio-Gel P）等。本书主要介绍天然化合物分离中应用最多的交联葡聚糖凝胶和羟丙基葡聚糖凝胶（Sephadex LH-20）。

（1）葡聚糖凝胶由水溶性右旋糖酐与环氧氯丙烷交联制备而成，在水中发生溶胀。其结构骨架由葡萄糖残基以 α-1，6 糖苷键连接成链，糖链间以羟丙基交联形成立体网状结构。葡聚糖凝胶的商品型号以凝胶吸水量的 10 倍数值来定义，它代表着糖链之间的交联程度，即交联度。如 Sephadex G-25 表示每克干凝胶溶胀需要 2.5 ml 水。选择葡聚糖凝胶时，首先要看交联度的大小，交联度大，网孔小，可用于小分子量物质的分离；反之，交联度小，网孔大，可用于大分子量物质的分离。Sephadex G 系列只适于在水中使用，不同规格适合分离不同分子量的物质。如 Sephadex G-15 适于分离相对分子量<1500 的物质，Sephadex G-25 适于分离相对分子量 100～5000 的物质。

（2）分离天然化合物，尤其是获得非极性和中等极性小分子化合物的实验研究中，应用最为广泛的凝胶是羟丙基葡聚糖凝胶。它是在 Sephadex G-25 的侧链上进行羟丙基化的产物。这个衍生化反应增加了凝胶的亲脂性，同时还保留着它的亲水性。由于加入了亲脂性基团，使 Sephadex LH-20 能够在有机溶剂中充分溶胀，用来处理易溶于有机溶剂的天然化合物。Sephadex LH-20 适用于相对分子量范围在 100 到 4000 样品的分离，特别是从植物提取物中去除叶绿素，使用 Sephadex LH-20 凝胶柱的效果十分明显。Sephadex LH-20 除具有分子筛特性，可按分子量大小分离物质外，在非水溶剂，包括极性溶剂与非极性溶剂组成的混合溶剂中常常具有反相分配色谱的分离效果，适用于多种类型天然化合物的分离，在天然药物分离中已得到广泛应用。Sephadex LH-20 可以反复再生使用，通常情况下样品的洗脱过程就是柱子的再生过程。Sephadex LH-20 在不同溶剂中的溶胀程度不同，在使用前应保障其在相应溶剂中充分溶胀。在最常使用的甲醇和氯仿中，其溶胀后的体积相差很小（约 4 ml/g），可以方便地进行不同比例混合溶剂间的转换。

（五）新的分离材料

1. 大孔吸附树脂（macroporous adsorption resin）是一类不含离子交换基团、具有大孔网状结构的高分子吸附剂，属多孔性交联聚合物。大孔吸附树脂的骨架结构主要为苯乙烯和丙烯酸酯，其次还有丙烯酰胺、亚砜、异丁烯等，交联剂主要为二乙烯苯。骨架结构决定了树脂的极性，通常将大孔吸附树脂分为非极性、弱极性、中等极性、极性和强极性五类。非极性和弱极性树脂由苯乙烯和二乙烯苯聚合而成，中等极性树脂具有甲基丙烯酸酯的结构，极性树脂含有氧硫基、酰胺基、氮氧基等基团。

大孔吸附树脂一般为白色、乳白色或为黄色颗粒，有些新型树脂为黄色、棕黄至棕红色，粒度通常为 20～60 目。物理、化学性质稳定，不溶于水、酸、碱及亲水性有机溶剂，加热不溶，可在 150℃以下使用。树脂一般有很大的比表面积、一定的孔径、吸附容量，有较强的机械强度，含水分 40%～75%。大孔吸附树脂具有良好的网状结构和很大的比表面积，是吸附性和分子筛性分离原理相结合的分离材料，它的吸附性是由于范德华引力或产生氢键的结果。不同极性、不同孔径的树脂对不同种类的化合物的选择性不同，从而达到分离纯化的目的。一般来说，非极性树脂适用于从极性溶液(如水)中吸附非极性有机物质，相反，高极性树脂(如 XAD-12)特别适用于从非极性溶液中吸附极性物质；而中等极性吸附树脂，不但能从非水介质中吸附极性物质，而且具有一定疏水性，也能从极性溶液中吸附非极性物质。由于树脂的吸附作用是物理化学作用，被吸附的物质较易从树脂上洗脱下来，树脂本身也容易再生。因此，大孔吸附树脂具有选择性好、机械强度高、再生处理方便、吸附速度快等优点。

目前，国内外已有很多厂家生产商品树脂。国外厂家主要有美国 Rohm-Haas 公司生产的 XAD 系列产品和日本三菱公司生产的 Diaion HP 和 SP 系列产品。国内厂家主要有南开大学化工厂、天津海光化工公司、天津南开和成科技有限公司、上海试剂厂、华东理工大学树脂厂、沧州宝恩化工有限公司等。实际工作中从非极性到强极性，有不同品牌和型号的商品树脂可供选择。

影响吸附的因素有大孔树脂本身的性质，如：比表面积、表面电性、能否与化合物形成氢键等；另一方面也与化合物本身的性质有关，包括化合物的极性、分子量与在洗脱剂中的溶解性，还与化合物本身的存在形式有关，酸性成分在酸性条件下易被吸附，碱性成分在碱性条件下易被吸附，中性成分在中性条件下易被吸附。普通的商品树脂常含有一定量未聚合的单体、致孔剂、分散剂、交联剂和防腐剂等杂质，主要有苯、甲苯、二甲苯、苯乙烯、二乙烯苯、二乙苯、萘及一些长链烷烃或脂肪醇等，都具有不同程度的毒性并影响树脂的吸附性能，使用前必须进行预处理。树脂预处理的方法有回流法、渗滤法和水蒸气蒸馏法等。最常用的方法是渗滤法，即采用有机溶剂(如乙醇、丙酮等)湿法装柱，浸泡 12 小时后洗脱 2~3 倍柱体积，再浸泡 3~5 小时后洗脱 2~3 倍柱体积，重复进行浸泡和洗脱直到流出的有机溶剂与水混合不呈现白色乳浊为止；最后，用大量蒸馏水洗去乙醇即可使用。当单独使用有机溶剂处理不净杂质时，可以结合使用酸碱处理，即先加入 2%~5%的盐酸溶液浸泡、洗脱，水洗脱至 pH 中性后，加入 2%~5%的氢氧化钠溶液浸泡、洗脱，水洗至 pH 至中性为止。目前，部分厂家已有符合标准的药用树脂出售，只需简单的溶剂冲洗即可正常使用。

样品一般用水溶液上柱，然后依次加大有机溶剂(通常为乙醇)比例洗脱。实际工作中，大孔树脂一般用于样品的富集和初步分离。洗脱液一般选择不同浓度的甲醇、乙醇、丙酮，流速 0.5～5 ml/(cm²·min)。非极性大孔树脂用洗脱剂极性越小，洗脱能力越强。中极性大孔树脂常采用极性较大的有机溶剂进行洗脱。

2. 键合硅胶(bonded silica gel)是借助化学反应的方法将不同的有机基团以共价键形式连接到硅胶表面的硅醇基上，它具有良好的色谱热力学和动力学性能。根据键合基团的不同，键合硅胶主要分为极性键合硅胶和非极性键合硅胶。

极性键合硅胶指键合某种极性有机基团。常见的极性键合相有氰基(-CN)、氨基(-NH₂)、二醇基[-(OH)₂]等。极性键合相作为一种永久性去活硅胶其应用逐渐增加。它是一种弱吸附剂，具有较均匀表面、低化学吸附和催化活性，对各种化合物的分离与硅胶类似，但保留值比硅胶低。极性键合相大多数采用非极性或弱极性溶剂，形成正相色谱体系。保留值随溶质极性增加而增加，随溶剂极性增加而降低。对于强极性化合物，极性键合相也能用于反相色谱，例如，采用乙腈-水作为流动相分离糖类或多肽类化合物。极性键合相的分离选择性决定于键合相的种类、溶剂强度和样品性质。溶质与固定相上极性基团间作用力是决定色谱保留和分离选择性的首要因素。

非极性键合硅胶指在硅胶表面键合非极性或极性很小的烃基，是最主要的反相色谱固定相。已使用的烷基链长有 C2、C4、C6、C8、C16、C18、C22 等，还有苯基(phenyl)和多环芳烃。其中应用最多的是十八烷基键合硅胶(ODS)，其次为辛烷基键合硅胶(RP-8，C8)和苯基键合硅胶，可根据实际条件和实验要求进行选择。

键合相的烷基链长和键合量是影响固定相样品容量、溶质保留值、柱效和分离选择性等色谱性能的重要因素。作为经验规则，当键合相表面浓度相同时，烷基链长增加，碳含量成比例增加，溶质保留值增加，固定相稳定性也提高。这是 ODS 固定相比其他烷基键合相应用更普遍的重要原因。当键合相表面浓度不同时，溶质在长链烷基键合相上一般有较大保留值；而链长一定，表面键合量增加，溶质保留增加，柱效提高。烷基链长和碳含量影响分离选择性。一般认为含有较长烷基链和较高键合量的固定相对较大的非极性溶质分离选择性比小分子溶质选择性好。键合烷基 C6～C12，对小分子溶质选择性随碳链增加而增加；C12 以后选择性趋于常数。短链烷基(C6、C8 等)硅烷由于分子体积较小，比长链烷基有更高覆盖度和较少的残余硅羟基。这类固定相适于极性和离子性样品的分离，能使用酸性较强的流动相。而长链烷基(C16、C18 和 C22 等)键合相，由于空间障碍，键合羟基数减少，但键合分子大，对残余羟基掩盖作用增强，有较高碳含量和更好的疏水性，对各种类型分子结构的样品有更强的适应能力。非极性键合相的样品容量随碳链增长而增加。从 C4 到 C18，柱容量增加将近一倍。ODS 键合相样品容量约 2 mg/g，与裸体硅胶相似。样品容量亦随固定相碳含量增加而增加，但呈非线性关系。随流动相有机溶剂增加，温度升高，样品容量也增加。

键合硅胶的颗粒形状根据基质(matrix)硅胶的不同有球形和无定形之分。一般来讲,无定形填料比同样大小的球形填料有较大的外表面积,通过粒子边界的质量传递速率应该更大,给出更高柱效。但无定形填料的稳定性和重现性不如球形填料,通常需要更高的操作压力。

反相色谱采用极性溶剂及其混合物作流动相。溶剂极性越低,其洗脱能力越强,溶剂强度越高。水是反相色谱中强度最弱的溶剂,也是使用最广泛的流动相。乙腈、甲醇、乙醇、丁醇、四氢呋喃等有机溶剂是常用的反相色谱流动相,偶尔使用卤代烷等有机溶剂。为了获得各种不同强度淋洗剂,通常采用水-有机溶剂混合物,例如水-乙腈、水-甲醇、水-四氢呋喃。由于甲醇和水的性质相似,都是质子给予体和接受体,将甲醇加入水中,只改变溶质的保留值,而洗脱顺序不变。乙腈加入水中或四氢呋喃加水不仅改变保留值,溶质洗脱顺序也将发生变化,后者更能显著改变色谱系统分离选择性。

三、薄层色谱法

薄层色谱(thin-layer chromatography,TLC)是一种简便、快速、微量的层析方法。一般将柱层析用的吸附剂涂布到平面如玻璃片和铝箔上,形成一薄层进行层析时,即称薄层层析,其原理与柱层析基本相似。作为最为简便、价廉的技术,硅胶吸附和反相 C18 分配 TLC 已广泛应用于天然药物化学研究。

1. 系统选择:薄层色谱的分离过程发生在固定相、流动相和蒸汽相三相体系中,这三相间相互作用使体系达到平衡。因此,要想得到理想的分离效果,除了实验者要按规范进行操作外,选择薄层色谱条件时要正确地将化合物的极性、固定相的种类及展开剂的展开能力配合起来。

2. 吸附剂的选择:薄层层析用的吸附剂与其选择原则和柱层析相同。主要区别在于薄层层析要求吸附剂(支持剂)的粒度更细,一般应小于 250 目,并要求粒度均匀。用于薄层层析的吸附剂或预制薄层一般活度不宜过高,以 Ⅱ～Ⅲ 级为宜。而展开距离则随薄层的粒度粗细而定,薄层粒度越细,展开距离相应缩短,一般不超过 10cm,否则可引起色谱扩散影响分离效果。

常见吸附剂:硅胶薄层板是最常用的。

硅胶 G,在硅胶中含有 15%的石膏,石膏(gypsum)是黏合剂。

硅胶 H,不含有石膏及其他有机黏合剂。

硅胶 HF_{254},与硅胶 H 一样,不含有黏合剂,但是含有无机荧光粉,对 254 nm 波长的紫外光有强力的吸收,并呈现绿色荧光背景。适合于不易显色,或在紫外线下无荧光,但对 254 nm 有吸收的化合物的分离。

3. 展开剂的选择：薄层层析，当吸附剂活度为一定值时(如Ⅱ或Ⅲ级)，对多组分的样品能否获得满意的分离，决定于展开剂的选择。天然药物化学成分在脂溶性成分中，大致可按其极性不同而分为无极性、弱极性、中极性与强极性。但在实际工作中，经常需要利用溶剂的极性大小，对展开剂的极性予以调整。展开剂选择是能否达到理想分离效果的关键，理想的分离是指所有组分斑点或区带的 R_f 值在 0.2～0.8，清晰集中并达到最佳分离度。

4. 检测方法：有效的目测和检测方法是获得纯品化合物的关键，检测手段差将导致检测的灵敏度和分辨率差，样品中被分离的组分从吸附剂上的回收率低。检测手段一般分为非破坏性和破坏性两种，前者可以从吸附剂上回收化合物，而后者化合物被检测试剂污染，不可用于制备。

紫外检测法是最常使用的非破坏性检测方法，配合硅胶 GF_{254} 薄层板和氧化铝薄层板使用。在波长为 254 nm 紫外光照射下，薄层呈黄绿色荧光，被检测化合物呈暗的斑点。在波长为 365 nm 紫外光照射下，薄层呈淡紫色荧光，被检测化合物呈不同颜色的荧光斑点。若化合物对 254 nm 和 365 nm 紫外光均无吸收，则在薄层上看不到这些化合物的斑点，此时应该选择其他方法，如显色法等。

喷洒显色剂法是将显色剂从喷瓶里以雾状形式喷至 TLC 板上，利用薄层上样品与显色剂的颜色反应进行检测。大多数显色剂是通用的，适用于多种类别的天然产物，例如香草醛浓硫酸、磷钼酸、钼酸铵等；还有专属显色剂，如适用于多类生物碱检测的 Dragendorff 试剂。某些情况下显色反应需要加热协助完成，应备有电吹风或电热板等加热装置。

5. 特殊薄层：针对某些性质特殊的化合物的分离与检出，有时需采用一些特殊薄层。

(1)荧光薄层：有些化合物本身无色，在紫外灯下也不显荧光，又无适当的显色剂时，则可在吸附剂中加入荧光物质制成荧光薄层进行层析。展层后置于紫外光下照射，薄层板本身显荧光，而样品斑点处不显荧光，即可检出样品的层析位置。常用的荧光物质多为无机物。其一是在 254 nm 紫外光激发下显出荧光的，如锰激化的硅酸锌。另一种为在 365 nm 紫外光激发下发出荧光的，如银激化的硫化锌、硫化镉等。

(2)络合薄层：常用的有硝酸银薄层，用来分离碳原子数相等而其中 C=C 双键数目不等的一系列化合物，如不饱和醇、酸等。其主要机理是由于 C=C 键能与硝酸银形成络合物，而饱和的 C-C 键则不与硝酸银络合。因此在硝酸银薄层上，化合物可由于饱和程度不同而获得分离。层析时饱和化合物由于吸附最弱而 R_f 最高，含一个双键的较含两个双键的 R_f 值高，含一个叁键的较含一个双键的 R_f 值高。此外，在一个双键化合物中，顺式的与硝酸银络合较反式的易于进行。因此，还可用来分离顺反异构体。

(3) 酸碱薄层和 pH 缓冲薄层：为了改变吸附剂原来的酸碱性，可在铺制薄层时采用稀酸或稀碱以代替水调制薄层。例如硅胶带微酸性，有时对碱性物质如生物碱的分离不好，如不能展开或拖尾，则可在铺薄层时，用稀碱溶液 0.1～0.5 mol/L NaOH 溶液制成碱性硅胶薄层。例如猪屎豆碱在以硅胶为吸附剂时，以氯仿-丙酮-甲醇(8：2：1)为展开剂 $R_f<0.1$，采用碱性硅胶薄层用上述相同展开剂，R_f 值增至 0.4 左右，说明猪屎豆碱为碱性生物碱。

(4) 制备薄层色谱(preparative thin layer chromatography，PTLC) 一直是天然药物化学研究人员常用的分离手段，PTLC 不需要昂贵的仪器支持就能完成从 1 mg 到 1 g 样品的快速分离，获得满足结构确证所需要的样品量。

制备板上能够达到的化合物分离数量直接取决于这些化合物在特定系统下的分离行为。一般来说，混合物中含有三个以内主成分的样品才考虑进行 TLC 制备。复杂样品则一般先进行减压色谱、快速色谱或常规柱色谱，得到半纯品再进行 PTLC。从分析型 TLC(吸附剂厚度 0.1～0.2 mm)到制备型 TLC(吸附剂厚度 0.5～4 mm)的放大过程是至关重要的，直接影响着天然化合物的色谱行为。对于正相硅胶 TLC，从分析型放大到制备型时要注意减小展开剂的极性，这往往是个反复试验的过程。例如在分析薄层上分离两个化合物的展开剂比例为正己烷-乙酸乙酯(60：40)，放大到制备薄层则选用正己烷-乙酸乙酯(90：10)的展开系统，得到的样品 R_f 值与分析 TLC 结果才有可比性。上述仅为一般性规律，并且会因化合物性质及吸附剂类型的不同而有所改变，最好的办法还是要牺牲一小部分样品混合物进行实验摸索。

待分离的样品尽量溶解在最小体积溶剂里(一般在 10～20 mg/ml 的浓度范围)，用毛细管或针头注射器等将样品置于距平板底部 1.5 cm 区域形成窄线(约 2～4 mm)。样品不要置于平板两个边缘，由于边缘效应(溶剂沿边缘迁移快且边缘处吸附剂均匀度差)会导致展开过程中溶剂不以直线迁移，形成不规则的展开带。溶剂前沿展至薄层板顶端后取出置通风橱内晾干，避免借助吹风机或其他加热工具加速溶剂挥干，减小样品降解的风险。用铅笔或小刀标记含有化合物的色谱带，然后从平板上刮下附着化合物的硅胶层。采用极性尽可能低的溶剂将化合物从吸附剂上洗脱下来(1 g 吸附剂约使用 5 ml 溶剂)，较合适的溶剂有丙酮、氯仿或氯仿-甲醇(9：1)或(8：2)等。甲醇可溶解硅胶及其中含有的一些杂质，因此，并不适用于从吸附剂上洗脱被分离的化合物。为防止加热分解或被氧化，化合物溶液最好用高纯氮气吹干，条件有限或溶剂量较大时可使用旋转蒸发仪去除溶剂。值得注意的是，化合物与吸附剂接触的时间越长，被破坏的可能性越大。可先用 G4 型玻璃砂芯漏斗过滤洗脱液，然后再用孔径为 0.2～0.45 μm 的滤膜过滤。

PTLC 剂中含有黏合剂及荧光指示剂等杂质常被洗脱进入样品中，洗脱溶剂的极性越大，杂质量就越大；并且这些杂质通常没有紫外吸收，在对纯化合物进行薄层检测时，难以发现其存在。因此，通过 PTLC 化合物最好采用 Sephadex LH-20 作为最后的纯化手段。

(5)二维薄层色谱：二维薄层色谱(Two-dimensional TLC，2D TLC)经常用于复杂混合物的筛选。如果研究的目标是为了寻找已知的化合物或作为标准品使用的化合物，那么 2D TLC 则是功能强大的 TLC 形式。将提取物按常规方式在薄层板上点样，然后展开、干燥，再将薄层板旋转 90°进行第二次展开。该法优势在于将组成混合物的多个化合物放在二维平面上进行分离，大大提高了各成分间的分离度和 TLC 分离能力。尤其是第二次展开可以选用不同的溶剂系统，进一步增强了 2D TLC 的分离能力。

展开后的薄层色谱可以在紫外光下观察，也可以喷洒显色剂达到检测的目的。传统实验中，分析型 2D TLC 应用于分离过程中化学成分的检测和监控。一般在进行柱色谱或高效液相制备色谱分离后采用 TLC 跟踪天然产物的分离结果。某些情况下 TLC 上显示一个很纯的点却包含了几种不同成分，它们在该展开剂系统下 R_f 值相同，因此往往需要采用两种以上溶剂系统作为展开剂进行分析。同一种属植物的不同提取物间成分的相似性及分离方案的确定都可以通过该法判断。某些情况下，在薄层板上喷洒特定显色剂使薄层上样品发生显色反应，同类化合物往往表现专属的显色行为，借此可将提取物所含成分进行分类。另外，许多天然产物还利用传统的制备薄层进行分离，尽管当前制备液相成为分离复杂天然产物的流行工具，制备薄层仍然以其简单、价廉、快速及分离毫克级样品的优势能成为天然产物分离工作中非常实用的方法。

6. 应用：薄层层析法在中草药化学成分的研究中，主要应用于化学成分的预试、化学成分的鉴定及探索柱层分离的条件。

用薄层层析法进行中草药化学成分预试，可依据各类成分性质及熟知的条件，有针对性地进行。由于在薄层上展开后，可将一些杂质分离，选择性高，可使预试结果更为可靠。

以薄层层析法进中草药化学成分鉴定，最好要有标准样品进行共同薄层层析。如用数种溶剂展层后，标准品和鉴定品的 R_f 值、斑点形状颜色都完全相同，则可作初步结论是同一化合物。但一般需进行化学反应或红外光谱等一种仪器分析方法加以核对。

用薄层层析法探索柱层分离条件，是实验室的常规方法。在进行柱层分离时，首先考虑选用何种吸附剂与洗脱剂。在洗脱过程中各个成分将按何种顺序被洗脱，每一洗脱液中是否为单一成分或混合体，均可由薄层的分离得到判断与检验。通过薄层的预分离，还可以了解多组分样品的组成与相对含量。如在薄层上摸索到比较满意的分离条件，即可将此条件用于柱层析。但亦可以将薄层分离条件经适当改变，转至一般柱层析所采用的洗脱方式进行制备柱分离。

用薄层进行某一组分的分离，其 R_f 值范围，一般情形下为 $0.05<R_f<0.85$。此外，薄层层析法亦应用于中草药品种、药材及其制剂真伪的检查、质量控制和资源调查，对控制化学反应的进程，反应副产品产物的检查，中间体分析，化学药品及制剂杂质的检查，临床和生化检验以及毒物分析等，都是有效的手段。

四、纸色谱法

纸色谱(paper chromatography，PC)是以滤纸作为支持物的分配层析。滤纸纤维与水有较强的亲和力，能吸收 22%左右的水，其中 6%～7%的水是以氢键形式与纤维素的羟基结合。由于滤纸纤维与有机溶剂的亲和力很弱，故在层析时，以滤纸纤维及其结合的水作为固定相，以有机溶剂作为流动相。纸层析对混合物进行分离时，发生两种作用：第一种是溶质在结合于纤维上的水与流过滤纸的有机相进行分配(即液-液分离)；第二种是滤纸纤维对溶质的吸附及溶质溶解于流动相的不同分配比进行分配(即固-液分配)。显然混合物的彼此分离是这两种因素共同作用的结果。

在实际操作中，点样后的滤纸一端浸没于流动相液面之下，由于毛细管作用，有机相即流动相开始从滤纸的一端向另一端渗透扩展。当有机相沿滤纸经点样处时，样品中的溶质就按各自的分配系数在有机相与附着于滤纸上的水相之间进行分配。一部分溶质离开原点随着有机相移动，进入无溶质区，此时又重新进行分配；一部分溶质从有机相进入水相。在有机相不断流动的情况下，溶质就不断地进行分配，沿着有机相流动的方向移动。因样品中各种不同的溶质组分有不同的分配系数，移动速率也不一样，从而使样品中各组分得到分离和纯化。

在滤纸、溶剂、温度等各项实验条件恒定的情况下，各物质的 R_f 值是不变的，它不随溶剂移动距离的改变而变化。R_f 与分配系数 K 的关系：$R_f=1/(1+\alpha K)$，其中 α 是由滤纸性质决定的一个常数。由此可见，K 值越大，溶质分配于固定相的趋势越大，而 R_f 值越小；反之，K 值越小，则分配于流动相的趋势越大，R_f 值越大。R_f 值是定性分析的重要指标。

在样品所含溶质较多或某些组分在单相纸层析中的 R_f 比较接近，不易明显分离时，可采用双向纸层析法。该法是将滤纸在某一特殊的溶剂系统中按一个方向展开以后，即予以干燥，再转向 $90°$，在另一溶剂系统中进行展层，待溶剂到达所要求的距离后，取出滤纸，干燥显色，从而获得双向层析谱。应用这种方法，如果溶质在第一溶剂中不能完全分开，而经过第二种溶剂的层析能得以完全分开，大大地提高了分离效果。纸层析还可以与区带电泳法结合，能获得更有效的分离方法，这种方法称为指纹谱法。

五、气相色谱法

气相色谱法(gas chromatography, GC)是一种应用非常广泛的分离手段，它是以惰性气体作为流动相的柱色谱法，其分离原理是基于样品中的组分在两相间分配上的差异。

气相层析法的优点是：高选择性，能分离结构极为相似的异构体、同位素等；高灵敏度，可鉴定出纯有机物中 1 ppm 甚至 1 ppb 的杂质；高分离效率，如用毛细管层析柱，理论塔板数可达 10^6。

气相色谱法虽然可以将复杂混合物中的各个组分分离开，但其定性能力较差，通常只是利用组分的保留特性来定性，这在欲定性的组分完全未知或无法获得组分的标准样品时，对组分定性分析就十分困难了。随着质谱、红外光谱及核磁共振等定性分析手段的发展，目前主要采用在线的联用技术，即将色谱法与其它定性或结构分析手段直接联机，来解决色谱定性困难的问题。气相色谱-质谱联用(GC-MS)是最早实现商品化的色谱联用仪器。

现代的气相色谱使用长达 50 m 的毛细管层析柱(内径为 0.1~0.5 mm)。固定相通常为一种交联的硅多体，附着在毛细管内壁成一层膜。在正常操作温度下，其性质类似于液体膜，但要稳定得多。流动相(载气)通常为氮气或氢气，依据不同组分在载气与硅多体相之间的分配能力不同达到选择性分离的目的。大多数生物大分子的分离受柱温的影响，柱温有时在分析过程中维持恒定(等温，通常 50~250℃)，更常见的为设定一个增温的程序(如以每分钟 10℃的速度从 50℃升高到 250℃)，样品通过一个包含有气阀门的注射孔注入柱顶部。柱中的产物可用下列方法检测出：

1. 火焰离子检测法：流出气体通过一种可使任何有机复合物离子化的火焰，然后被一个固定在火焰顶部附近的电极所检测。

2. 电子捕获法：使用一种发射 β-射线的放射性同位素作为离子化的方式。这种方法可以检测极微量(pmol)的亲电复合物。

3. 分光光度计法：包括质谱分析法(GC-MS)和远红光谱分析法(GC-IR)。

4. 电导法：流出气体中的组成成分的改变会引起铂电缆电阻的变化。

六、高效液相色谱法

高效液相色谱(high performance liquid chromatography，HPLC)是一种多用途

的层析方法，可以使用多种固定相和流动相，并可以根据特定类型分子的大小、极性、可溶性或吸收特性的不同将其分离开来。高效液相色谱仪一般由溶剂槽、高压泵(有一元、二元、四元等多种类型)、色谱柱、进样器(手动或自动)、检测器(常见的有紫外检测器、折光检测器、荧光检测器等)、数据处理机或色谱工作站等组成。

其核心部件是耐高压的色谱柱。HPLC 柱通常由不锈钢制成，并且所有的组成元件、阀门等都是用可耐高压的材料制成。溶剂运送系统的选择取决于：①等度(无梯度)分离：在整个分析过程中只使用一种溶剂(或混合溶剂)；②梯度洗脱分离：使用一种微处理机控制的梯度程序来改变流动相的组分，该程序可通过混合适量的两种不同溶剂来产生所需要的梯度。

由于 HPLC 的高速、灵敏和多用途等优点，它成为许多生物小分子分离所选择的方法，常用的是反相分配层析法。大分子物质(尤其是蛋白质和核酸)的分离通常需要一种"生物适合性"的系统如 Pharmacia FPLC 系统。在这类层析中用钛、玻璃或氟化塑料代替不锈钢组件，并且使用较低的压力以避免其生物活性的丧失。这类分离用离子交换层析、凝胶渗透层析或疏水层析等方法来完成。

近 10 年来，制备高效液相色谱(prep HPLC)逐渐成为天然药物分离研究的重要应用手段，起着越来越重要的作用。仪器及色谱柱生产商的大规模竞争导致制备 HPLC 价格相对较低。另外，HPLC 技术的不断革新和应用方法的层出不穷使制备液相色谱已得到广泛普及和深入推广。

HPLC 包含正相色谱、反相色谱、凝胶色谱和离子交换色谱四种典型的色谱模式。选用哪种模式是由固定相、制备柱、流动相以及研究对象与柱填料的适用性共同决定的。不同厂家的色谱柱即便是相同类型的填料(如都为反相 C18)也有明显的性能差异。因此在实施分离策略时，柱选择性应着重考虑。

正相 HPLC 制备色谱通常选用极性固定相(如硅胶)和弱极性洗脱剂(非水溶剂)。化合物的分离取决于洗脱过程中样品在固定相表面的吸附能力与其对非极性洗脱剂的亲和力的差异。实验显示，正相 HPLC 对几何异构体和位置异构体的分离效果明显，而对仅支链烷烃不同、结构近似的一系列成分的分离效果欠佳。另外，要注意避免溶剂中水溶性成分的引入导致硅胶失活破坏分离过程，尤其是选用含羟基的溶剂。

反相制备型 HPLC 常用流动相为水与乙腈、甲醇、四氢呋喃等强极性有机溶剂组成的混合溶剂，另外，有时需要加入缓冲盐、酸或碱，达到抑制化合物电离或控制自由硅醇基解离的效果，从而减小峰拖尾，改善色谱行为。反相 HPLC 可用于大多数天然化合物的分离纯化，因此它成为从混合物中分析和纯化各种成分，尤其是鉴定未知化合物的首选方法。

凝胶色谱主要用于蛋白质和低聚糖的分段和纯化，有时也用于分离小分子化合物。典型固定相是由聚乙烯、二乙烯苯共聚物制成的刚性球形颗粒，具有疏水性(类似反相填料)、物理及化学惰性等性质。由于天然提取物中含有大量分子量相近的化合物，凝胶色谱已成为 HPLC 分离的重要辅助手段。

离子交换色谱是采用阳离子或阴离子固定相分离酸或碱性化合物。带电荷化合物吸附在带有相反电荷的固定相表面基团上，被带有更强相反电荷的流动相洗脱。固定相载体可能是硅胶或苯乙烯-二乙烯苯共聚物，如果对样品混合物所含化学成分已有了解，也可选用离子交换柱，但该方法不作为首选。

七、几种杂质的处理

有些杂质常给分离工作带来很大麻烦，而要除去它们有时是很困难的。为此在提取时就应考虑选择适当的方法避免将杂质提出。由于杂质性质不同，除去的方法也不相同，下面作一简要介绍。在利用这些方法除去杂质时应注意有些有效成分也可能伴随杂质而被除去。

(一)鞣质

鞣质是一类多酚化合物，一般情况下常被作为杂质去除，从其结构上可分为缩合鞣质和可水解鞣质两大类，在植物中存在较普遍。鞣质有涩味，能与生物碱和蛋白质产生水不溶性沉淀，能溶于水和乙醇，不溶于苯、氯仿等有机溶剂，因此植物药的水或乙醇提取液中常含有大量的鞣质，对提取亲水性成分往往影响很大。除去鞣质的方法大致有以下几种：

1. 明胶沉淀法：样品水溶液加 4%明胶水溶液，至沉淀完全，过滤，滤液减压浓缩至小体积，加 3～5 倍量乙醇，使过量明胶沉淀，然后滤去沉淀。如果过量明胶尚未除尽，可将滤液浓缩后，再用乙醇沉淀一次。也可以将加明胶沉淀后的混悬液，于水浴上加热，不断搅拌，沉淀逐步凝结，将上清液倾出，减压浓缩，再按前述方法除去过量明胶。

2. 生物碱沉淀法：常用的是咖啡碱，其他生物碱及吡啶也可用。样品水溶液加入 1.5%咖啡碱水溶液至沉淀完全，过滤，滤液用氯仿振摇，除去过量的咖啡碱(要注意水溶液中其他成分能否被氯仿提出)，即得除去鞣质的水溶液。

从该沉淀中可回收咖啡碱和鞣质。将沉淀置空气中自然干燥或低温烘干，磨细，热溶于 50%～55%甲醇中。如果仅仅为了回收咖啡碱，不要鞣质，可将沉淀粉末置于索氏提取器中用无水氯仿连续抽提，咖啡碱即被氯仿抽出。

3. 醋酸铅沉淀法：试液中加入饱和醋酸铅水溶液至沉淀完全，鞣质被沉淀出来。沉淀和滤液再脱铅处理。此法缺点是缺乏专一性，除了鞣质以外，其他许多物质如皂苷、多糖等也能被沉淀，也可用其他金属盐做沉淀剂。氧化镁吸附法也可用来除去鞣质。

4. 聚酰胺法：聚酰胺能与鞣质形成较强的氢键而对鞣质有较强的吸附性能，可以利用聚酰胺吸附法除去鞣质。该法的缺点是价格较贵，制备聚酰胺粉较麻烦。

5. 氨水沉淀法：将含有鞣质的乙醇液，加氨水调节到合适的 pH 至沉淀完全，过滤即可。

（二）叶绿素

叶绿素是植物中普遍存在的绿色色素，在叶类药材中含量很高，脂溶性强，能溶于一般有机溶剂，较难溶于水。植物用水提取时，水提取液中叶绿素可用苯、石油醚或乙酸乙酯抽提除去。如用乙醇提取，乙醇浓缩液加水，放置冰箱中，叶绿素常可沉淀出来。用 70%左右乙醇提取时，回收乙醇至浓缩液中含 15%～20%左右时止，放置冰箱中，绝大部分叶绿素可沉淀出来。如果叶绿素不能析出，可用苯、石油醚或乙酸乙酯抽提除去叶绿素。

叶绿素能溶于碱水，有时可用碱水处理，除去叶绿素，但这只是有效成分不溶于碱或对碱稳定时才能采用。如果生物碱与叶绿素共存，多用酸水处理，生物碱进入酸水，叶绿素不溶。在分离紫花洋地黄中的地高辛时，曾发现当年采集的生药中除去叶绿素较为困难，而改用隔年的生药较好。用铅盐法也可除去叶绿素。

（三）油脂、蜡和树脂

一般在提取之前，先用石油醚或苯提取，把这些物质除去。如果不预先处理，直接用乙醇提取，提取液蒸去大部分乙醇后用石油醚或苯抽提可除去油脂和蜡等。

（四）蛋白质

蛋白质一般难溶于有机溶剂，因此用有机溶剂如乙醇提取时，蛋白质不会被提出。用水提取时，蛋白质可以用乙醇或甲醇沉淀除去，即常用的"水提醇沉"法，也可用铅盐法除去。用冷水提取时，水提取液加热煮沸，使蛋白质变性沉淀出来，也是一种简便的方法。

（五）无机盐

用有机溶剂提取时，无机盐一般不会被提出来，但有些无机盐（如硝酸钾）能溶于甲醇或乙醇。

少量无机盐一般不影响分离，有时水提取液中有大量无机盐。一般可将水提取液蒸干，加无水乙醇或甲醇提取有机成分。如果有效成分溶于水，不溶于乙醇就不能用这种方法。如果有效成分溶于乙酸乙酯、氯仿或正丁醇等则可用它们来萃取水液，无机盐留在水液中。

有效成分是蛋白质、多肽、多糖时，可用透析法除去无机盐和单糖、双糖等。有时可用离子交换树脂、聚酰胺、活性炭除去无机盐，也可采用凝胶色谱法。

（六）糖和淀粉

用有机溶剂提取时，淀粉不会被提出，用丙酮、甲醇、乙醇等极性溶剂提取时，有时会带出少量糖。许多植物的根含有大量的糖和淀粉，若用水提取时，提取液中含有大量的糖和淀粉，在这种情况下一般避免用水来提取。如用水提取则可将水液蒸干，用无水乙醇处理，糖和淀粉不溶，可被除去。若有效成分溶于乙酸乙酯、氯仿等，则可用它们萃取水液，将有效成分提出。分离皂苷时用的氧化镁吸附法，就是除去糖的一种方法。有时可用色谱法如大孔吸附树脂法分离有效成分，除去糖和淀粉。

第五章　天然药物化学成分结构鉴定方法

一、天然产物结构测定方法

20 世纪下半叶，光谱学已成为有机化学的基础课程。30 年代发展的紫外(UV)光谱和 40 年代的红外(IR)光谱为化学家提供了识别有机化合物生色团和官能团的有效方法。研究者可以采用极少量的样品，非破坏性的实验得到有关结构的信息。50 年代发展起来的质谱(MS)方法进一步带来革命性的影响，MS 实验可给出化合物的分子式，并且通过裂解方式提供分子的结构信息。

对有机结构化学影响最大的谱学方法是核磁共振(NMR)，它对有机化学的影响是迅速的并且是震撼性的。近 50 年来，有机波谱学尤其是 NMR 技术的发展改革了天然产物结构鉴定的方法。波谱技术已成为探究大自然中分子内部秘密的最可靠、最有效的手段。今天波谱学已成为天然有机化学家不可或缺的工具。

严格地说，UV 和 IR 属于光谱，MS 不是光谱而是物质粒子的质量谱，NMR属于波谱，早年习惯称"四大光谱"。由于 NMR 技术在天然物结构测定中的重要地位，加之 NMR 技术解决天然产物结构问题的"多才多艺"，所以本书讨论的重点侧重于 NMR 方法。

(一)样品结构的背景信息

在进行结构鉴定之前，尽可能多地获得与样品化学结构有关的各种背景信息是非常必要的，信息量的多寡直接影响结构鉴定工作的速度。从各种植物中分离出来的化学成分可以说大部分是已知化合物，只要文献充足，这些已知物的结构鉴定一般都是比较快捷和容易的。对于一小部分新化合物，大多是已知骨架上的取代基不同和/或立体化学不同，文献数据对这些新化合物的鉴定起到非常重要的作用。研究中遇到全新骨架新化合物的几率比较低，即使是新骨架的化合物，其部分结构单元往往也会在其他天然物结构中出现过，学习和积累天然化合物结构片段的波谱特征和特征数据，对于鉴定新化合物是很有用的，这也需要文献数据的参考。

1. 样品来源和参考文献：与样品来源有关(例如植物科、属、种)有关的背景文献，特别是化合物的骨架类型，具体地可参考文献中报道的由该种/属植物中已发现的化合物，这些已知化合物的波谱数据是研究该种/属植物成分结构应该和必须具备的参考资料，同时要注意文献的年代和所使用的仪器以及测定结构的方法学。

2. 样品化合物的物理性质：由样品的物理性质，如液体、固体、结晶形态、熔点、沸点、颜色、荧光、柱色谱行为、TLC 行为、纸色谱行为、HPLC 行为、颜色行为、旋光性、溶解度、纯度等，再结合文献背景来推断所测定样品的化合物类型。这是获得样品骨架信息的重要方法。

3. 样品化合物的骨架信息：样品分子骨架类型的信息在很多情况下可以从上述资料和实验结果得到，这为研究者迅速进入结构鉴定程序提供了方便。当测定了必要的图谱后，解析起来就有的放矢，一般会很快得到结论。

如果由上述背景得不到结构骨架类型的信息，也就是说不能顺利地设定工作结构(或称假定结构)的话，那就需要从多种波谱数据入手获得结构骨架的信息。

(二)结构鉴定的化学方法(湿法化学)

鉴于波谱技术已经改革了天然产物结构鉴定的方法，采用化学方法测定天然产物结构已退居很次要的位置。通常比较复杂的结构用波谱方法都可以准确无误地测定，包括立体化学。但在不少情况下，进行化学转化和衍生化是很有益处的，甚至是很必要的。天然药物化学不单单是天然物的提取、分离和结构鉴定，还应包括结构修饰、全合成等多个领域。

(三)紫外和红外光谱法

1. 紫外-可见光谱(UV/Vis)：UV/Vis 光谱方法比较简单，由于光谱提供的结构信息也比较少，UV/Vis 可给出有关共轭生色团和助色团的信息，对于有生色团骨架的化合物，UV/Vis 可提供重要信息。一般情况下由 UV/Vis 推断可靠的分子骨架是比较困难的，因为即使碳骨架相同，当共轭体系中断时其 UV 吸收峰也会有很大区别。即使两个化合物结构并非属于一类，并且分子量相差甚远，只要生色团相同，会有几乎相同的 UV 谱线。

2. 红外光谱(IR)：IR 一直是有机化合物结构鉴定的最重要的方法。光谱学家对黄酮、蒽醌、三萜、甾体苷元等类型的化合物进行了 IR 特征吸收谱带的规律性研究，其结果对后人的结构鉴定工作起到过积极的作用，但现在 IR 的作用已退居到比较次要的地位。

但在有些情况下 IR 是具有决定作用的，特别是羰基的鉴定，羧酸和酸酐的鉴定，羰环的大小的鉴定，CN、NCO、NCS 和 SH 的鉴定，砜、亚砜、磺酸基、和硝基的鉴定以及判断有无羟基等。值得强调的是，在有标准谱图和对照品存在的情况下，IR 用于化合物的鉴定是方便而可靠的，这是由于 IR 的指纹鉴定功能。

分析 IR 图谱应注意的问题：峰位、峰形、峰的强度和测定方法。峰位是指峰的吸收频率，用 cm^{-1} 表示；峰形是指峰的形状；峰的强度一般分为强（s）、中强（m）、弱（w）；测定方法有液膜涂片、KBr 压片等。

（四）质谱法

质谱（MS）法是鉴定有机物结构的重要方法，其灵敏度之高，远远超过 NMR 和 IR。MS 可以测定分子量、分子式。天然产物结构测定中常用的 MS 方法按电力方式有一下几种：

1. 电子轰击质谱（EIMS）和高分辨电子轰击质谱（HREIMS）：EIMS 和 HREIMS 是天然化合物结构测定中应用最多的 MS 方法，可以用其测定分子量、分子式、碎片离子的元素组成和分子的裂解方式。但 EIMS 也有不尽人意的地方，对于热不稳定的化合物，极性大化合物以及分子量较大的化合物往往得不到分子离子峰，或分子离子峰很弱以至于难以判断。

2. 快速原子轰击谱（FAB）和高分辨快速原子轰击谱（HRFAB）：FAB 和 HRFAB 谱适合于挥发性极低、强极性有机化合物；热不稳定的化合物，分子量较大的化合物。

3. 场解吸（FD）：场解吸谱中通常为 M 和 MH 峰，一般适用于分子量较小而极性较强的化合物。

4. 化学电离（CI）：化学电离与电子轰击源相同之处都是热源，所以容易挥发、受热不易分解的样品才适合用 CI 源测定，在 EIMS 观察不到分子离子峰时，用 CI 源常常可以得到分子量信息。

5. 电喷雾质谱（ESI）：电喷雾电离用于多肽、蛋白质、糖蛋白、核酸等。

6. 大气压化学电离（APCI）：大气压化学电离适用于小分子化合物的定性和定性分析，药代动力学研究。

7. 基质辅助激光解吸电离（MALDI）：MALDI 用于多肽、蛋白质、糖蛋白、DNA 片段、多糖等。

8. 气相色谱-质谱联用（GC-MS）：气相色谱-质谱联用已成为鉴定天然有机混合物中各组分结构的有力手段之一，几乎所有用 GC 可分离的组分都可以用 GC-MS 法得到比较满意的图谱，哪怕含量只有纳克级。

9. 液相色谱-质谱联用（LC-MS，HPLC-MS）：液相色谱-质谱联用很适合极性分子的分离和结构鉴定。它是分析分子量大、极性强的化合物不可缺少的分析仪器。

在多种电离源获得的 MS 中，以 EIMS 提供的结构信息最多。如果我们想用最少的样品量获得最多的结构信息的话，首先当推 EIMS。在大多数情况下有 EIMS

不仅可以得到分子量、分子式，还可以得到丰富的裂解碎片信息，这些碎片离子的元素组成亦可由 HREIMS 测得。如果所测样品的分子骨架比较稳定并且有明确的裂解规律的话，用 EIMS 推断分子结构往往是很有效的。

(五) 核磁共振法

1. NMR 溶剂问题：测定 NMR 图谱要使用氘代试剂，这些溶剂和其中水峰的化学位移值见附录。要注意的是有些类型的天然化合物需要使用特定的氘代试剂。

2. 一维核磁共振(1D NMR)：多种 1D NMR 图谱中，最常见的是 ^{1}H NMR、^{13}C NMR、DEPT 和 NOE 差谱。

(1) 活泼氢的识别方法：在 ^{1}H NMR 图谱中活泼氢信号变化多端，有的峰尖锐，有的峰较宽，有的峰积分面积明显较小，有的峰和其他信号重叠，有的峰几乎和基线一致等。产生上述现象有两个原因：内因是指分子结构引起的，外因是与样品浓度、温度、溶剂、样品中的水分等因素有关。下面介绍几种识别活泼氢信号的方法。

1) 重水交换：重水交换是最经典和常用的识别活泼氢的方法。

2) 由 ^{1}H-^{13}C COSY 谱识别活泼氢信号：因为活泼氢不与碳直接相连，故和碳没有相关峰的质子信号应是活泼氢的峰。

3) 变温实验识别活泼氢：在活泼氢信号和其他信号发生重叠或部分重叠时，在 ^{1}H NMR 谱中往往不能肯定地识别活泼氢，这就要接着做升温实验，温度升高活泼氢信号会向高场位移。将常温测定的图谱与升温测定的图谱比较来识别活泼氢的信号。

(2) 水峰压制(water suppression)：用重水做溶剂测定 ^{1}H NMR 时，溶剂信号往往很强，干扰化学位移与水峰化学位移以至或接近的样品信号，当样品浓度较低时溶剂信号和溶剂中的水峰也会很强，干扰样品信号，这时可以采用水峰压制技术来压制或消去水峰和溶剂峰。

(3) 质子同核自旋去偶(proton homonuclear spin decoupling)谱：质子同核自旋去偶是一种常用而重要的双共振实验，当谱线裂分比较复杂时，采用此技术简化图谱，确定相互偶合信号之间的关系，发现隐藏的信号和得到偶合常数等。

(4) 1D NOE 差谱(1D NOE difference spectra)：将在脉冲傅立叶变换(PFT)波谱仪上双照射前后所得到的 FID 信号进行扣除便得到差谱。在差谱图中，所有未受影响的信号消失，而显示的是增强的信号，还有在照射频率处的一个强信号。

(5) 测定数据与文献数据或图谱比较时应注意的问题：比较时首先要注意氘代试剂是否相同，如果溶剂不同，由于溶剂效应，化学位移会有一定的差别；其次要看内标是否一致，内标不一致直接会造成化学位移差别。

(6)常规 ^{13}CNMR 谱：在 ^{1}H 宽带去偶条件下，可常规测定 ^{13}C NMR 谱，因为消除了 ^{1}H 核和 ^{13}C 核间的偶合产生的裂分，从而使非灵敏 ^{13}C 的信号变成窄的单峰，同时使连接质子的 ^{13}C 信号噪比大大提高。

(7)偏共振去偶谱：偏共振去偶谱是早期用来测定碳上连接氢数目的技术。

(8)DEPT 谱：DEPT 谱是目前最理想的鉴别碳上连氢数目的常规技术。

3. 二维核磁共振(2D NMR)

(1)同核相关谱

1)^{1}H-^{1}H COSY 谱：^{1}H-^{1}H COSY 是确定质子间偶合关系的有力工具，它相当于多次质子同核自旋去偶实验。^{1}H-^{1}H COSY 中的相关峰(或称交叉峰)主要反映的是 ^{2}J 和 ^{3}J 偶合关系，偶尔会出现远程相关峰。

2)^{1}H-^{1}H COSY 相敏谱：与 ^{1}H-^{1}H COSY 相比，相敏 ^{1}H-^{1}H COSY 谱是纯吸收线形，分辨率和信噪比都大为改善。

3)TOCSY 谱：可以找到同一偶合体系中所有氢核的相关信息，也就是说，从某一个氢核的信号出现，能找到与它处在同一个自旋系统中所有质子的相关峰。

(2)异核相关谱

1)^{1}H-^{13}C COSY 谱：^{1}H-^{13}C COSY 谱是相关 ^{1}H NMR 和 ^{13}C NMR 信号的常规图谱，图谱比较直观，容易分析。其作用与 HMQC 和 HSQC 相同。

2)HMQC 和 HSQC 谱：这两种图谱的作用与 ^{1}H-^{13}C COSY 相当，由于是反向实验，灵敏度高。二者相比 HSQC 优点更多一些。当样品量较多时，宜做 ^{1}H-^{13}C COSY。

3)HMBC 谱：HMBC 一般反映不出 ^{1}J 键相关峰，不能区分出 ^{2}J 键和 ^{3}J 键甚至 ^{4}J 键相关峰。

4)COLOC 谱：远程相关峰的强度取决于相应的偶合常数值，对于偶合常数较小时往往检测不到相关峰，因此要适当改变实验参数才能得到理想的图谱。

4. 液相色谱-核磁共振(LC-NMR, HPLC-NMR)的应用：近几年来，LC-NMR 联机仪器进入了化学家的实验室，它包含了 HPLC 强有力的分离功能和 NMR 图谱，由这些图谱提供的大量结构信息可以进行结构鉴定。

二、结构鉴定的战略战术

(一)背景信息的搜索和验证

来源于文献检索和化学实验结果的有关样品结构的各种背景信息，以及各种波谱实验得到的信息是非常重要的，但必须经过反复证实才能成为可靠的结论。

从图谱判断化合物的类型，若分子结构是已知的，则主要是信号归属问题，应当从化学位移或偶合类型容易归属的信号开始，然后逐步展开。对初步解析得到的结论，在随后的解析过程中必须加以确证。最后各种信息必需相互符合，一系列论证符合逻辑才能得到正确结论。某一特征结构信息时常都具有各种独立的实验数据和(或)证据，这些实验数据和(或)证据是互相支持的。随着分子结构复杂性的增加，将会出现更多的特征信息。

(二)结构鉴定的战略战术

1. 天然产物结构骨架类型的背景知识：天然产物化学研究者应当养成阅读专著，跟踪阅读天然产物化学文献和不断学习各种波谱新技术的习惯，不断扩充天然产物结构化学的知识，积累特征化合物的波谱数据和图谱特征。

2. 关于分子式：首先获得分子式的好处是显而易见的，有了分子式可以按分子式索引查阅文献资料，有了元素组成和不饱和度，会对设定工作结构带来方便和依据。分离得到的样品量太少和/或样品纯度欠佳时最好不要做燃烧分析，最好采用适当电离源的高分辨质谱(HRMS)测定分子式。通常并非一定要首先测定分子式，由各种波谱图的解析可直接进行结构分析。

3. 测定结构从哪种波谱方法入手：建议最好先测定 ^{1}H NMR、^{13}C NMR、MS，认真分析并与文献对照，如果很快鉴定是已知化合物，那就不必进行过多的测试了。如果尚不能断定是已知物或可能是新化合物，就需要进行多种必要的波谱测定了。不少情况下得到的样品量只有几个毫克，这就需要异常小心。用几个毫克样品进行结构测定时，建议用 HREIMS 或 HRFAB 测定分子式而不要进行燃烧分析，测定了几种常规的 NMR 图谱后，小心保存好 NMR 样品管，以备进一步测定。最后回收 NMR 样品管中的样品，测定 IR 和比旋光度等，保存好测定 IR 的溴化钾片或涂膜片以及测定比旋光度的样品溶液，以备回收。

4. 推断分子骨架，提出"工作结构"(或称假定结构)是结构测定的关键

(1)根据样品来源、颜色反应、色谱行为、参考文献和波谱数据等分析判断样品属何种骨架是最常用的方法。

(2)与收集到的相似结构和特征光谱数据对照分析找出相同点，解决不同点。

(3)如何由化合物的图谱获得结构骨架信息

由各种波谱图谱，尤其是 ^{1}H NMR 和 ^{13}C NMR 图谱可以揭示天然物骨架的信息，在由图谱得到波谱数据的同时，图谱的"谱线分布特征"是识别化合物骨架类型的重要依据。

5. 利用 NMR 寻找目的骨架化合物：采用 NMR 寻找目的化合物是快捷而实用的，特别是对于没有专属颜色反应的化合物。

6. 对映体和非对映体：NMR 不能区分对映体，可以区分和鉴定非对映异

构体。

7. 对映体过量：当一种对映体过量时，采用手性 NMR 位移试剂可将两种对映体各自的 NMR 信号分开。

8. 结构的最后确证：对于已知化合物的结构鉴定，有对照品可以方便地完成，没有对照品时最好与原始文献数据对照。

对于新化合物，除方法可靠，数据确凿外，应当引用相似化合物的文献数据给予支持。所有 NMR 信号应当全部准确归属或尽可能全部归属，而 IR 和 MS 数据则不一定要全部解释。

参 考 文 献

堵年生，王晓梅，王新玲. 2006. 天然药物化学实验及学习指导. 北京：科学出版社.

卢艳花. 2008. 中药有效成分提取分离技术. 北京：化学工业出版社.

裴月湖，吴立军. 2005. 天然药物化学实验. 北京：人民卫生出版社.

吴立军. 2009. 实用有机化合物光谱解析. 北京：人民卫生出版社.

杨世林，热娜·卡斯木. 2010. 天然药物化学. 北京：科学出版社.

再帕尔·阿不力孜. 2010. 天然产物研究方法和技术. 北京：化学工业出版社.

第二部分　天然药物化学实验实例

实验一　柱色谱和薄层色谱分离 3 种色素

一、实　验　目　的

1. 掌握色谱法分离提纯有机化合物的基本原理和应用。
2. 掌握硅胶柱层析的操作技术。
3. 掌握薄层板的制备及薄层层析的操作方法。

二、实　验　原　理

　　色谱法是分离、纯化和鉴定有机化合物的重要方法之一。色谱法的基本原理是利用混合物各组分在某一物质中的吸附或溶解性能（分配）的不同，或其亲和性的差异，使混合物的溶液流经该种物质进行反复的吸附或分配作用，从而使各组分分离。

　　色谱法在有机化学中的应用主要包括以下几方面：

　　1. 分离混合物：一些结构类似、理化性质也相似的化合物组成的混合物，一般应用化学方法分离很困难，但应用色谱法分离，有时可得到满意的结果。

　　2. 精制提纯化合物：有机化合物中含有少量结构类似的杂质，不易除去，可利用色谱法分离以除去杂质，得到纯品。

　　3. 鉴定化合物：在条件完全一致的情况，纯粹的化合物在薄层色谱或纸色谱中都呈现一定的移动距离，称比移值（R_f 值），所以利用色谱法可以鉴定化合物的纯度或确定两种性质相似的化合物是否为同一物质。但影响比移值的因素很多，如薄层的厚度、吸附剂颗粒的大小、酸碱性、活性等级、外界温度以及展开剂纯度、组成、挥发性等。所以，要获得重现的比移值就比较困难。为此，在测定某一试样时，最好用已知样品进行对照。

$$R_f = \frac{原点至斑点的距离}{原点至溶剂前沿的距离}$$

　　4. 观察一些化学反应是否完成，可以利用薄层色谱或纸色谱观察原料色点的逐步消失，以证明反应完成与否。

　　吸附色谱主要是以氧化铝、硅胶等为吸附剂，将一些物质自溶液中吸附到它的表面上，而后用溶剂洗脱或展开，利用不同化合物受到吸附剂的不同吸附作用，和它们在溶剂中不同的溶解度，也就是利用不同化合物在吸附剂上和溶液之间分布情况的不同而得到分离。吸附色谱分离可采用柱色谱和薄层色谱两种方式。

　　柱色谱常用的有吸附色谱和分配色谱两种。吸附色谱常用氧化铝和硅胶为吸附剂。分配色谱以硅胶、硅藻土和纤维素为支持剂，以吸收较大量的液体作为固定相。吸附柱色谱通常在玻璃管中填入表面积很大经过活化的多孔性或粉状固体吸附剂。当待分离的混合物溶液流过吸附柱时，各种成分同时被吸附在柱的上端。当洗脱剂流下时，由于不同化合物吸附能力不同，往下洗脱的速度也不同，于是形成了不同层次，即溶质在柱中自上而下按对吸附剂的亲和力大小分别形成若干色带，再用溶剂洗脱时，已经分开的溶质可以从柱上分别洗出收集；或将柱吸干，挤出后按色带分割开，再用溶剂将各色带中的溶质萃取出来。

　　薄层色谱又叫薄板层析，是色谱法中的一种，是快速分离和定性分析少量物质的一种很重要的实验技术，属固-液吸附色谱，它兼备了柱色谱和纸色谱的优点，一方面适用于少量样品(甚至 0.01μg)的分离；另一方面在制作薄层板时，把吸附层加厚加大，又可用来精制样品，此法特别适用于挥发性较小或较高温度易发生变化而不能用气相色谱分析的物质。此外，薄层色谱法还可用来跟踪有机反应及进行柱色谱之前的一种"预试"。

　　薄层层析法在天然药物化学成分的研究中，主要应用于化学成分的预试、化学成分的鉴定及探索柱层分离的条件。用薄层层析进行中草药化学成分检识，可依据各类成分性质及熟知的条件有针对性地进行。由于在薄层上展开后，可将一些杂质分离，选择性高，可使预试结果更为可靠，不仅可通过显色获知成分类型，而且可初步了解主要成分的数目及其极性大小。

三、实 验 内 容

　　1. 柱色谱法：分别取苏丹Ⅰ，甲基红、对氨基偶氮苯适量，溶解于石油醚-乙酸乙酯(1∶1)溶液中，配成浓度为 0.01 mg/ml 混合溶液。

苏丹Ⅰ　　　　　　　甲基红　　　　　　　对氨基偶氮苯

　　湿法装柱：硅胶色谱柱通常在使用前自行填装。本实验采用匀浆填装法：将柱层析硅胶(100～200 目)30 g 放进大烧杯倒入石油醚搅拌形成匀浆，然后将匀浆转入柱中，开启柱下端旋塞使流动相持续流出，适当补充流动相，静置半小时直到固定相形成的柱床不再沉降。在柱床顶端要保留足够流动相，防止填料干裂。注意操作中可以多加些溶剂保证匀浆倒入柱中的连续性。

　　上样：吸取混合溶液样品 2 ml 上样，沿柱内壁缓缓加至柱床上端，待样品溶液进入柱床后缓缓加入流动相。注意不要扰动柱床。

　　洗脱：采用不连续梯度洗脱方法，依靠重力洗脱，将流动相倒入开口柱顶端，在重力作用下即自然流过色谱柱洗脱样品。洗脱剂梯度分别为：石油醚-乙酸乙酯(10∶1)100 ml 洗脱，收集第一个色带(Ⅰ)；石油醚-乙酸乙酯(7∶3)100 ml 洗脱，收集第二个色带(Ⅱ)；甲醇洗脱，收集第三个色带(Ⅲ)。

　　2. TLC 法

　　(1)薄层板的涂布法：取羧甲基纤维素 0.2 g，溶于 25 ml 水中，在水浴上加热搅拌使完全溶解，倒入烧杯中，加薄层层析用硅胶(颗粒度 10～40 μm 的 6～8 g)研磨混合成均匀的稀糊，按照硅胶 G 薄层涂布法制备薄层，将未黏附硅胶糊的那一面水平放在一张清洁的纸上，让其自然阴干，100℃下烘 30 分钟。冷后于干燥器内备用。

　　氧化铝薄层，氧化铝羧甲基纤维钠薄层的制备方法同上，一般所需要氧化铝比硅胶稍多。目前国内外市场有预先制好的薄层板，底板用玻璃、塑料、铝片等。可按需要用玻璃刀划割，也有用剪刀剪成所要的大小，使用方便，价格贵些。

　　(2)TLC 法鉴别 3 种色素

　　固定相：硅胶 G

　　样品：混合溶液、色带Ⅰ、色带Ⅱ、色带Ⅲ

　　展开剂：石油醚-乙酸乙酯(1∶1)

　　自然光下观察斑点，计算 R_f 值。

四、注 意 事 项

　　1. 所有仪器应干燥，并防止水分。

　　2. 有机溶剂，防止明火。

五、思 考 题

　　1. 结合柱层析和 TLC 实验结果，分析分离结果与 3 种化学成分结构之间的关系。

2. 如何判断柱层析后所得化合物的纯度?

3. 如何判断色带 A、B、C 分别是什么成分?

参 考 文 献

裴月湖. 2005. 天然药物化学实验. 北京：人民卫生出版社.

吴立军. 2011. 天然药物化学. 北京：人民卫生出版社.

杨世林，热娜·卡斯木. 2010. 天然药物化学. 北京：科学出版社.

实验二　槐花米中芦丁的提取分离和鉴定

芦丁(Rutin)亦称芸香苷，广泛存在于植物界中，其中以槐花米和荞麦叶含量较高，可作为提取芦丁的原料。

槐花米系豆种植物 *Sophora japonica* L.的花蕾，自古作为止血药。槐花米中所含主要成分芦丁，有减少毛细血管的通透性作用，临床上主要用为防治高血压病的辅助治疗药物。此外，芦丁对于放射线伤害所引起的出血症亦有一定作用。

一、目　的　要　求

1. 根据提取成分的极性度和溶解性能，选择提取溶剂的方法、比较各种方法的优缺点。

2. 熟悉提取过程中防止或减少苷水解的方法。

3. 掌握黄酮苷和黄酮苷元的分离。

4. 熟悉黄酮苷的鉴定：包括酸水解后层析鉴定苷元和糖；衍生物的制备；苷和苷元的化学性质试验，以及 UV、IR 光谱鉴定等内容。

二、槐花米中已知主要成分的理化性质

槐花米中芦丁的含量可高达 20%，另含少量皂苷，皂苷水解后，可得到桦皮醇(Betulin、$C_{30}H_{50}O_2$)及槐二醇(Sophoraodiol，$C_{30}H_{50}O_2$)。

1. 芦丁(Rutin)：本品为淡黄色细小针状结晶，$C_{27}H_{30}O_{16} \cdot 3H_2O$，熔点(mp)177～178℃，无水物熔点 190℃(不完全)，214～215℃发泡溶解。芦丁溶于热水(1∶200)，难溶于冷水(1∶8000)；溶于热甲醇(1∶7)、冷甲醇(1∶100)、热乙醇(1∶30)、冷乙醇(1∶300)，难溶于乙酸乙酯、丙酮；不溶于苯、氯仿、乙醚及石油醚等，易溶于碱液中呈黄色，酸化后又析出。

2. 槲皮素(Quercetin)：芸香苷苷元，为黄色结晶，$C_{15}H_{10}O_7 \cdot 2H_2O$，mp 313～314℃，无水物 mp 316℃。

槲皮素溶于热乙醇(1∶23)，冷乙醇(1∶300)。可溶于冰醋酸、吡啶、乙酸乙酯、丙酮等溶剂，不溶于石油醚、苯、乙醚、氯仿和水中。

3. 皂苷：易溶于水、吡啶，能溶于甲醇。经酸水解后得桦皮醇及槐二醇，均溶于苯、乙醚、氯仿、丙酮、乙酸乙酯、乙醇、甲醇中。

三、自槐花米中提取芦丁

1. 提取方法

[方法一]　碱溶酸析法

取槐花米 40 g(未压碎)，置于 100 ml 烧杯中，用冷水快速清洗去泥沙等杂质，沥干水。加 0.4%硼砂水沸溶液 400 ml，pH 6～7，在搅拌下以石灰乳调至 pH 8，加热微沸 30 min。补充失去的水分，并保持 pH 8，静置 5～10 min，倾出上清液，用尼龙布过滤。重复提取一次，合并滤液。将滤液用盐酸调至 pH 5 左右，再加 0.5 ml 尼泊金，放置过夜，抽滤，沉淀用水洗 3～4 次，放置空气中自然干燥得粗芦丁，计算得率。

[方法二]　醇提法

取槐花米 20 g，置于 500 ml 圆底烧瓶中，加乙醇 150 ml 加热回流 1 h，稍冷后抽滤，滤渣再加乙醇 100 ml 回流 1 h，合并乙醇提取液，放冷，析出絮状沉淀，过滤，滤液浓缩至约 50 ml，放置过夜，滤取析出结晶，母液继续浓缩一半，放置又析出结晶。合并结晶。用乙醚 30～50 ml 分次洗去脂溶性成分(油脂、叶绿素等)，再用丙酮 10 ml 洗涤一次，得粗芦丁，计算得率。

[方法三]　直接水提法

取槐花米 20 g，研碎，置 1000 ml 烧杯中加沸水 500 ml，煮沸 30 min(烧杯上盖一表面皿以防水分蒸发)，趁热过滤(四层纱布加脱脂棉)，滤渣再重复用沸水提取二次(每次用水 200～300 ml，煮沸 20 min，再过滤，三次滤液合并，静置 24 h，析出沉淀，然后抽滤，并用少量水洗涤 2～3 次，得芦丁粗品，在实验室中自然干燥，计算得率(图 2-2-1)。

2. 重结晶法

[方法一]　取粗芦丁 2 g，加乙醇 50～60 ml 加热溶解，乘热抽滤，将溶液浓缩至约 20～30 ml 放置，析出结晶，母液再浓缩一半，又析出结晶。合并结晶再

用乙醇重结晶一次。

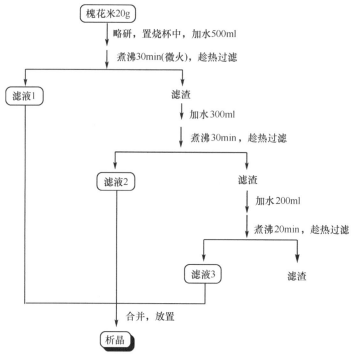

图 2-2-1 芦丁提取流程图

[方法二] 取粗芦丁 2 g，加去离子水或蒸馏水 400 ml，加热煮沸，乘热抽滤（以滑石粉助滤），放置过夜析晶（或放冷析晶）。抽滤，得精制芦丁。

四、鉴 定 方 法

(一)苷的水解—苷元和糖的鉴定

1. 酸水解和苷元的分离：称取芦丁(芸香苷)1 g，加 2% H_2SO_4 60 ml，小火加热微沸回流 0.5 ～1 h，开始加热 10 min 为澄清溶液，逐渐析出黄色小针状结晶，即槲皮素，抽滤之结晶(保留滤液 20 min，以检查其所含单糖)。加 60%乙醇(按 1 g 用 90 ml 量)加热回流使槲皮素粗晶溶解，趁热抽滤，放置析晶。抽滤得精制品，在减压下 110℃ 干燥可得槲皮素无水物。测熔点，进行纸层析鉴定(图 2-2-2)。

2. 糖的鉴定

(1)纸层析鉴定：取上述滤除槲皮素时保留的水解滤液 20 ml，加 $Ba(OH)_2$ 的细粉(约 2.6 g)中和至 pH 7，滤除生成的 $BaSO_4$ 沉淀(可用滑石粉助滤)，滤液浓缩至约 1 ml，供纸层析点样用。

展开剂：正丁醇-醋酸-水=4：1：5 上层或 4：1：1

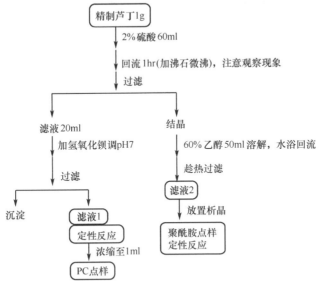

图 2-2-2 芦丁酸水解流程图

对照品：葡萄糖、鼠李糖水溶液

显色剂；苯胺邻苯二甲酸盐试剂喷后 105℃烘 10 分钟，显棕色或棕红色斑点。

(2)糖脎的制备及鉴定：余下水解母液小心用 5% NaOH 中和，滤去棕红色沉淀物，滤液减压浓缩至 30 ml 左右。加入盐酸苯肼 1 g、醋酸钠 2 g，沸水浴中加热半小时，析出黄色的混合糖脎，停止加热，从水浴上取出烧瓶，冷却，取结晶少许置于载玻片上显微镜下观察，鼠李糖脎为菊花形聚针晶，葡萄糖脎为扫帚状聚针晶，吸滤取出糖脎结晶，用水洗涤。干燥后，使溶于丙酮(用 5~7 ml 丙酮)。滤过，滤液加水适量使成 30%丙酮液，葡萄糖脎即析出，抽滤后以少量丙酮重结晶一次，mp 209℃。滤去葡萄糖脎后的母液，再加水稀释，鼠李糖脎即析出，以稀乙醇重结晶，mp 185℃。

(二)芦丁和槲皮素的层析鉴定

1. 纸层析鉴定：

点样：取新华滤纸(1 号)15cm 长，宽度视需要而定，每隔 1.5cm 点一样品。

样品：(1)芦丁(自制)

(2)芦丁(对照品)

(3)槲皮素(自制)

　　　　　(4)槲皮素(对照品)

　　展开：用下列溶剂系统之一

　　　　　(1)正丁醇-醋酸-水(4∶1∶5上层或4∶1∶1)

　　　　　(2)25%醋酸水溶液。

　　显色：(1)可见光下观察黄色斑点。紫外光下观察荧光斑点。

　　　　　(2)经氨气熏后再观察

　　　　　(3)喷三氯化铝试剂后再观察。

　　2. 芦丁和槲皮素的聚酰胺薄层

　　样品：(1)芦丁(自制)

　　　　　(2)芦丁(对照品)

　　　　　(3)槲皮素(自制)

　　　　　(4)槲皮素(对照品)

　　展开剂：乙醇-水(7∶3)

　　显色：(1)可见光下观察黄色斑点。紫外光下观察荧光斑点。

　　　　　(2)经氨气熏后再观察

　　　　　(3)喷三氯化铝试剂后再观察。

(三)苷和苷元的性质试验

　　1. Molish 反应：取试料数毫克置小试管中，加乙醇 0.5 ml，加 α-萘酚数毫克，振摇使溶解。斜置试管沿管壁注入浓 H_2SO_4 约 0.5 ml，静止，观察二层溶液的界面变化。出现紫红色环者为阳性反应，是试样为糖或分子中含糖基的结构。比较芦丁与槲皮素的不同。

　　2. 盐酸-镁粉试验：取样品(芦丁、槲皮素)1 mg 置于试管内，加 50%乙醇 2 ml，在水浴上加热溶解，加镁粉约 50 mg，再滴加浓盐酸 2 滴，溶液由黄色变为红色。

　　3. 硼氢化钾(钠)反应：专门还原二氢黄酮而呈现红至紫色。

　　取橙皮苷溶于 50%乙醇液 5 滴，置于试管内，加硼氢化钾一粒(米粒大)，再滴加浓盐酸，观察呈现颜色变化。

　　4. 锆-枸橼酸反应：取槲皮素，黄芩素各 0.1 mg，分别置于试管内，加甲醇加热溶解，再分别加 2%二氯氧锆 3～4 滴，凡有 3-OH 或 5-OH 的黄酮即呈鲜黄色，然后分别加 2%枸橼酸甲醇溶液 3～4 滴，具有 C_3-OH 的黄酮黄色不褪，具有 C_5-OH 的黄酮黄色减褪。

　　5. 三氯化铝反应：取样品数毫克，溶于甲醇，加 1%三氯化铝甲醇溶液，黄酮类应呈鲜黄色。

　　6. 醋酸镁反应：取样品(芦丁、橙皮苷)数毫克，溶于 50%乙醇中，在试管中或点样于滤纸片上，加 1%醋酸镁甲醇液，黄酮类(芦丁)呈黄色荧光，二氢黄酮类

(橙皮苷)呈天蓝色荧光。

7. 醋酸铅沉淀反应：取葛根的水浸液、芦丁水溶液各 1~2 ml，分别置于试管内，各滴加醋酸铅试剂数滴观察其有无沉淀，一般应将水溶液加醋酸铅试剂产生沉淀，滴加至不再产生沉淀时，过滤或离心除去沉淀，取其上清液，再加碱式醋酸铅数滴，观察有无沉淀发生。

或：取少量样品溶于热水或稀甲醇，加入 5% 中性醋酸铅溶液数滴，观察有无沉淀，再加碱苷醋酸铅溶液数滴，观察有无沉淀产生。

8. 三氯化铁反应：取样品数毫克溶于水或乙醇中，加 1% $FeCl_3$ 溶液一滴。注意呈色变化，一般对黄酮类化合物 3-羟基呈绿色，3，5-双羟基呈深绿色，8-羟基也呈绿色，而对 4，6，7-羟基不呈色，试比较芦丁与槲皮素的呈色反应。

9. 浓 H_2SO_4 和浓 HCl 的反应：取芦丁数毫克置于白色有孔磁板上，滴加浓硫酸应成盐，呈橙色、待加酸溶解后，加较多量水稀释后转为浅黄色，并析出芦丁黄色沉淀。

10. 对不同强度碱度的溶解度试验：取小试管四只一组，每管中加入试料数毫克。分别加稀氨水、5% $NaHCO_3$ 水溶液、5% Na_2CO_3 水溶液和 1% NaOH 水溶液各 1 ml。振摇后观察溶解情况，溶解的溶液应呈黄色，再加 HCl 数滴酸化，黄色褪去或变浅并有沉淀或混浊析出。

(四)槲皮素的紫外光谱鉴定

1. 原理：利用紫外吸收光谱，测定黄酮化合物在加入各种电解质或络合剂后吸收峰的位移，根据位移的情况，以判断该化合物羟基的位置。

2. 试剂配制

(1)无水甲醇：用分析纯的甲醇，加入 10% CaO，放置 24 小时后并加热回流 1 小时。回流时、冷凝管顶端应安装 $CaCl_2$ 干燥管，然后蒸馏得无水甲醇。

(2)甲醇钠溶液：取 0.25 g 金属钠，剪碎，小心的加入无水甲醇 10 ml 中，此溶液贮存在玻璃瓶中，用橡皮塞密封。

(3)氢氧化钠溶液：用 2.5 g 氢氧化钠，加 10 ml 水溶解。

(4)三氯化铝溶液；2.5 g 无水三氯化铝(显黄绿色)小心地加入无水甲醇 50 ml 中，放置 24 小时后全溶。

(5)醋酸钠：用无水粉状醋酸钠。

(6)硼酸饱和液：将无水硼酸加入适量无水甲醇，配成姻和溶液。

依照上述方法制备的贮备液可放置六个月。

3. 测定方法

(1)黄酮羟基位置的测定：精密称取黄酮样品(槲皮素)约 1.2 mg，用无水甲醇溶解，再稀释至 100 ml。

1)黄酮光谱：取样品溶液约 3 mg 置于石英杯中(1 cm)，在 200~500 nm 波段内进行扫描。重测一次，视光谱的再现性。

2）氢氧化钠光谱：取样品溶液 2～3 滴立即测定。放置 5 分钟后，再进行测定。

3）甲醇钠光谱：取样品溶液约 3 ml 置于石英杯中，加入甲醇钠溶液 5～7 滴后，立即进行测定。放置 5 分钟后，再进行测定。

4）三氯化铝光谱：在盛有约 3 ml 样品溶液的石英杯中，加入三氯化铝溶液 6 滴，放置一分钟后进行测定。测定后，加入 3 滴盐酸溶液（浓盐酸∶水＝1∶1）。再进行测定。

5）醋酸钠光谱：取样品溶液约 3 ml 置于石英杯中，加入过量的无水醋酸钠固体，摇匀；杯底剩有约 2 ml 的醋酸钠后，两分钟内进行测定。

（2）摩尔吸收系数的测定：取样晶溶液约 3 mg，置于 1 cm 长的石英杯中；用紫外光谱仪，扫描吸收光谱，测定吸光度，反复测定三次。记录：①位移变化值；②测定摩尔吸收系数。见表 2-2-1。

表2-2-1　槲皮素（MeOH）加位移试剂结果表（λmax，nm）

加入试剂	编号	II 峰	I 峰	位移值	羟基位置
无水甲醇	1	256	371		
氢氧化钙	2		430	I 峰△59	4'-OH
NaOH	2'	分解	分解		3，'4'-OH
MeONa	3		416	I 峰△45	3-OH
MeONa	3'	分解	分解		3.4'-OH
AlCl₃	4	270	450	I 峰△79	3，5 及-3'，4'-OH
AlCl₃/HCl	4'	265	425	I 峰△54	3'，4'-OH
NaOAc	5	277	387	II △21	7-OH
NaOAc/H₃BO₃	6	259	385	I 峰△14	3'，4'-OH

五、思　考　题

1. 为何选择煎煮法提取芦丁？
2. 煎煮法有何优点？
3. 在提取和精制芦丁时为何要趁热过滤？
4. 注意观察芦丁酸水解的实验现象，并解释原因。
5. 分析聚酰胺层析时，葡萄糖和鼠李糖色谱行为产生差异的原因。

参 考 文 献

路艳华. 2005. 中草药有效成分提取分离技术. 北京：化学工业出版社，106.

上海药物研究所. 1972. 中草药有效成分的提取和分离. 上海：上海人民出版社.

杨云，张晶，陈玉婷. 2003，天然药物化学成分提取分离手册. 北京：中国中医药出版社，762.

中国科学院上海药物研究所植物化学教研室编译. 1981. 黄酮化合物鉴定手册. 北京：科学出版社.

中国医学科学院药物研究所. 1972. 中草药有效成分的研究（第一分册）. 北京：人民卫生出版社.

实验三　虎杖中游离羟基蒽醌类成分的提取分离和鉴定

虎杖为蓼科植物虎杖 *Polygonum cuspidatum* Sieb. Et Zucc 的根茎及根,习称斑根、阴阳莲。中医用为清热利湿,活血通经药。民间用以治风湿关节痛、筋骨痛,跌打损伤。近年来用于治疗慢性支气管炎(多用复方),高血脂病及烧伤。

一、目 的 要 求

1. 掌握用乙醇回流提取中草药的方法和注意点。
2. 掌握用乙醚分出脂溶性成分的方法。
3. 掌握 pH 梯度萃取的操作方法。
4. 熟悉蒽醌类成分的性质鉴定方法。

二、虎杖中已知成分的物理性质

虎杖中含有羟基蒽醌类化合物约 0.1%～0.5%,其中以大黄素为最多,大黄素-6-甲醚、大黄酚-8-β-D-葡萄糖苷及大黄素-6-甲醚-8-β-D-葡萄糖苷含量均较少,另含芪三酚及其苷约 1%。

(1)大黄素(Emodin):本品系橙黄色长针晶(丙酮),$C_{15}H_{10}O_5$,其溶解度 25℃(W/W):四氯化碳 0.01%,苯 0.041%,氯仿 0.071%,乙醚 0.14%;几乎不溶于水,溶于乙醇及 NaOH,Na_2CO_3,$NH_3 \cdot H_2O$ 溶液中。

(2)大黄素-6-甲醚(Physclone):本品为黄色针状结晶,熔点 207℃。能升华不溶于水,溶于苯,氯仿、乙醚、乙醇、冰醋酸、很难溶于石油醚,易溶于 NaOH 水溶液。

(3)大黄酚(Chrysophanol):本品为六角形片状结晶,或针状结晶,熔点 196℃,能升华,不溶于水,溶于苯、氯仿、醚、乙醇、冰醋酸,很难溶于石油醚,可溶于 NaOH 水溶液及热的 Na_2CO_3 水溶液。

大黄素　　　　大黄酚　　　　大黄素-6-甲醚　　　　大黄素-8-β-D-GLC苷

（4）大黄素-8-β-D-葡萄糖苷（Emodin-8-β-D-glucoside）：本品为淡黄色针晶熔点，190～191℃（乙醇-水）。

（5）大黄素-6-甲醚-8-β-D 葡萄糖苷（Physcione-8-β-D-glucoside）：本品为黄色针晶，熔点 230～232℃（甲醇-水）。

（6）白藜芦醇（Resveratrol）：本品又称芪三酚，为无色片状结晶或针晶，熔点256～257℃，261～264℃，能升华（225℃开始升华），易溶于乙醚、氯仿、丙酮、乙醇、甲醇等。

（7）芪三酚苷（Polydatin）：又称白藜芦醇苷，为无色针状簇晶，含一分子结晶水者在 138～140℃融熔，继续加热又固化，至 225～226℃全融。芪三酚苷难溶于乙醚，可溶于乙醚乙酯，易溶于丙酮，乙醇、甲醇、热水（稍溶于冷水），亦溶于Na₂CO₃ 和 NaOH 的水溶液中。

芪三酚　　　　　　　　　　　　　　　　　芪三酚苷

（8）鞣质：为缩合鞣质，可溶于醇及水，不溶于苯、乙醚、氯仿等。

三、提取方法

1. 乙醇总提取物的制备：称取虎杖根茎粗粉 50 g，置于容积 500 ml 的圆底烧瓶中，加 95%乙醇以约高于生药面为度，安上球形冷凝管。置水浴上加热回流，保持乙醇微微沸腾 2～3 小时，取下圆底烧瓶，趁热滤出乙醇提取液。滤渣再以95%乙醇热提二次，最后一次残渣倒在布氏漏斗上抽干后弃去。合并三次乙醇提取液，放冷，观察有无物质析出，如有再滤一次。

乙醇提取液分次移入 500 ml 的蒸馏烧瓶中，每次置入量勿超过瓶内容积的二分之一。在常压下进行蒸馏，回收乙醇，至全部乙醇提取液浓缩成浆状（勿太稠厚），将浓缩液趁热转移入 150 ml 容积的三角烧瓶中，蒸馏烧瓶以少量（数毫升）热乙醇洗涤后并入，得乙醇总提取物（图 2-3-1）。

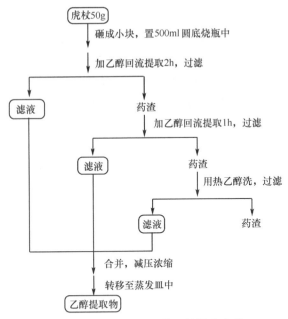

图 2-3-1　虎杖中羟基蒽醌的提取流程

2. 总游离蒽醌的提取，亲脂性成分与亲水性成分分离：在盛有乙醇总提取物的三角烧瓶中，加乙醚 30 ml 冷浸，时时振摇，注意勿使内容物外溅，将上层乙醚溶液倾泻入另一三角瓶中（容积 500 ml 中），瓶内糖浆状物再以乙醚每次 20 ml（内加丙酮 0.8 ml）同法冷浸振摇抽提数次，直至乙醚呈色较浅时为止，须 5～6 次，合并乙醚抽提液。如显混浊，经析滤一次，乙醚溶液含有总游离蒽醌。乙醚提过的糖浆状物留存按 3（5）项下继续分离。

3. 蒽醌单体的分离

（1）强酸性成分-游离蒽醌的分离：将含有游离蒽醌的乙醚溶液移置 250 ml 的分液漏斗中。加 5% $NaHCO_3$ 水溶液 20 ml，振摇提取（$NaHCO_3$ 水溶液先用 pH 试纸测定其 pH）。放置待分层，放出下层 $NaHCO_3$ 溶液，置于另一三角烧瓶中，上层乙醚溶液留存在分液漏斗中，再加 5% $NaHCO_3$ 溶液 15 ml 萃取一次，每次振摇提取后。放置分层时间应稍久：以免乙醚溶液混在下层水液中，影响分离效果。提取过程中。如乙醚挥发，可酌量补加。合并 $NaHCO_3$ 提取液，注意其呈色，在搅拌下小心滴加 HCl 到呈酸性反应，观察酸化过程中的呈色变化，酸化时有大量的 CO_2 气体产生，小心防止气体产生时使内容物溢出，析出沉淀在布氏漏斗上抽气过滤收集之。用水洗涤至洗液不呈酸性，沉淀移置表面皿上，得沉淀Ⅰ。进行薄层析鉴定，观察其中主要成分的斑点位置与Ⅰ、Ⅱ部分有何区别。

（2）中等酸度成分-大黄素的提取：留存在分液漏斗中的乙醚溶液，用 5%

Na_2CO_3 水溶液每次 15~20 ml 如上法相同提取数次,直至提取液呈色较浅时为止,需 6~7 次(Na_2CO_3 水液先用 pH 试纸测定其 pH,与 $NaHCO_3$ 水溶液的 pH 比较有何不同?)。合并 Na_2CO_3 提取液,小心滴加盐酸酸化,放置待沉淀沉定,抽滤收集析出物经水洗涤,抽干移置表面皿上,干燥后称重,得沉淀Ⅱ。

沉淀Ⅱ主要含大黄素,经丙酮或甲醇重结晶数次,可得橙黄色长针晶,测 mp,并进行薄层层析鉴定。纯化后只显示一个斑点(丙酮母液中含白藜芦醇)。

沉淀Ⅱ利用硅胶柱层析分离大黄素,硅胶(100~200 目用量为样品的 100 倍,湿法上柱),沉淀Ⅱ以丙酮热溶后加少量硅胶拌匀,挥去丙酮,加于柱顶,样品上再加少量硅胶。洗脱剂环己烷-醋酸乙酯(7:3)洗脱至淡黄色后改用环己烷-醋酸乙酯(6:4)洗脱,最后当柱顶只有红色色带时改 95%乙醇→60%乙醇→40%乙醇洗脱。记录柱层析结果,并绘出薄层层析图谱。测定大黄素单体的熔点℃,并计算得率。

薄层层析条件:硅胶 CMC-Na 板

展开剂:环己烷-醋酸乙酯(7:3)

显色:先在紫外分析灯观察后用氨熏显色。

(3)弱酸性成分-大黄酚和大黄素 6-甲醚的分离:留存在分液漏斗中的乙醚溶液,以 2% NaOH 水溶液每次 15 ml 提取 3~4 次(NaOH 水溶液先以 pH 试纸测定其 pH,与 $NaHCO_3$、Na_2CO_3 溶液的 pH 又有何不同?)。乙醚溶液再以蒸馏水提取 2~3 次,以洗涤去碱液,合并 NaOH 和水的提取液。加 HCl 酸化,放置,抽滤收集沉淀,经水洗、抽干,移置表面皿上、干燥后称重,得沉淀Ⅲ。

沉淀Ⅲ主要含大黄酚和大黄素-6-甲醚,以甲醇-氯仿或苯-氯仿(1:1)重结晶后,测 mp 进行薄层层析鉴定。

[附注] 大黄酚和大黄素-6-甲醚二者分离较为困难。上述的薄层层析条件下在几乎同一位置出现斑点,进一步分离可用磷酸氢钙柱层析,以石油醚展开,下展黄色带洗脱后以甲醇重结晶可得大黄酚,上层黄色带洗脱后以甲醇重结晶可得大黄素-6-甲醚。

(4)中性成分-甾醇类化合物:经过碱液萃取并经水洗涤的乙醚熔液,置于分液漏斗中静置,分去下层残留水液,然后倾入三角烧瓶中加无水硫酸钠或无水硫酸镁数克,放置半天(时时振摇以脱去水分)。过滤除去脱水剂,滤液移置干燥的圆底烧瓶中,在水浴上蒸馏回收乙醚(勿用明火)得残留物Ⅳ、Ⅴ。加少量甲醇加热使残渣物溶解,滤入小三角烧瓶中放置,如有结晶析出,过滤收集,用少量石油醚洗涤。结晶或Ⅳ、Ⅴ部分进行浓硫酸-醋酐的甾醇反应(所得结晶应是 β-谷甾醇,mp 137℃)(图 2-3-2)。

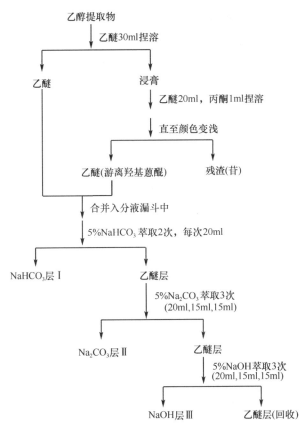

图 2-3-2 游离羟基蒽醌的分离流程

(5)苷的提取-芪三酚苷：取乙醚提取过的糖浆状物，加蒸馏水 200 ml。加热煮沸并搅拌约 15 分钟，吸滤分取滤液。

残渣移入三角烧瓶中加水 10 ml 同法加热抽提二次。将水液合并，静置，在室温中冷却。经吸滤一次，将此澄清液加活性炭 1～2 g 后，煮沸 15 分钟以脱色，趁热吸滤除去炭末，滤液置蒸发，皿中在水浴上用小火缓缓蒸发浓缩至约 30 ml 左右时移置三角烧瓶中，冷却后加乙醚 10 ml，加瓶塞后放置冰箱中。当结晶析出完全后，取出三角烧瓶。先将上层乙醚液用吸管移置另一三角烧瓶中回收乙醚，下层水液经吸滤取出结晶。用少量水洗涤，得粗芪三酚苷。称重，再以 30%甲醇重结晶 1～2 次。测熔点，进行纸层析鉴定。

四、鉴 定 方 法

1. TLC 法

吸附剂：硅胶板

点样：(1)大黄酚及大黄素-6-甲醚

       (2)大黄素

       (3)乙醚总提取物

       (4)白藜芦醇

展开剂：苯-甲酸乙酯-甲酸(75∶24∶1)或环己烷-醋酸乙酯(7∶3)

显色：(1)先在可见光下观察，记录有色斑点出现的位置。

       (2)用浓氨水熏或喷以2%氨水后观察斑点的色泽变化，再在紫外光下观察荧光斑点的出现。

[附注] 游离蒽醌类在可见光下呈黄色，紫外光下橙色。蒽醌苷在可见光下呈黄色，紫外光下呈红色。喷氨水后均呈红色。白藜芦醇及其苷在紫外光下出现紫色荧光，喷氨水后呈亮蓝色荧光。

2. 蒽醌类鉴定反应

(1)碱液试验：分别取蒽醌化合物结晶1～2 mg，置于有穴板孔穴中加2% NaOH水溶液数滴，观察呈色变化(蒽醌类化合物凡具有邻位或对位羟基的蒽醌加碱液后呈紫蓝色；其他羟基蒽醌呈红色)。

(2)醋酸镁试验：分别取蒽醌化合物结晶1～2 mg，置于白瓷孔穴板孔穴中，各加乙醇数滴使溶解，滴加0.5%醋酸镁乙醇溶液数滴，观察颜色变化(几乎有邻位或对位羟基的蒽醌呈红紫→蓝色，有二个 α-羟基的或与之互成间位羟基的蒽醌呈橙红至红色，只有一个 α-羟基或一个 β-羟基，或二个羟基互为间位的蒽醌呈黄橙→橙色)。

(3)三氯化铁反应：取试料数毫克，使溶于乙醇0.5 ml。滴加1% FeCl₃溶液一滴。有酚羟基者常呈黄、绿、紫、红等色。

五、思 考 题

1. 虎杖中羟基蒽醌类成分为何选用乙醇回流提取？

2. pH 梯度萃取法分离游离羟基蒽醌类的原理？

参 考 文 献

路艳华. 2005. 中草药有效成分提取分离技术. 北京：化学工业出版社， 163-165.

吴寿金，赵泰，琴永琪. 2002. 现代中草药成分化学. 北京：中国医药科技出版社， 175～176.

杨云，张晶，陈玉婷. 2003. 天然药物化学成分提取分离手册. 北京：中国中医药出版社， 465-466.

中国科学院上海药物所. 1983. 中草药有效成分提取与分离(第二版). 上海：上海人民出版社， 320-335.

中国医学科学院药物研究所. 1972. 中草药有效成分的研究(第一分册). 北京：人民卫生出版社， 236-239，430.

实验四　肉苁蓉中苯乙醇总苷的提取纯化和鉴定

肉苁蓉 Herba Cistanches 为列当科 Orobanchaceae 肉苁蓉属 Cistanche 植物干燥带鳞叶的肉质茎，具补益精血、润肠通便等功效，是传统的名贵补益类中药。现代研究表明肉苁蓉中的苯乙醇苷类(phenylethanoid glycosides)化合物是其主要有效成分，具有延缓衰老、提高学习记忆、保护神经、提高性功能、抗辐射等多种药理活性。

一、实验目的

1. 掌握大孔树脂吸附法分离肉苁蓉中苯乙醇总苷的原理和基本操作程序。
2. 掌握大孔树脂的预处理方法，掌握大孔树脂吸附、解吸附的方法。
3. 了解紫外分光光度法测定苯乙醇总苷的原理和方法。
4. 熟悉大孔树脂吸附法在中药现代化中的意义。

二、基本原理

肉苁蓉中苯乙醇苷类成分的结构通式可写为：

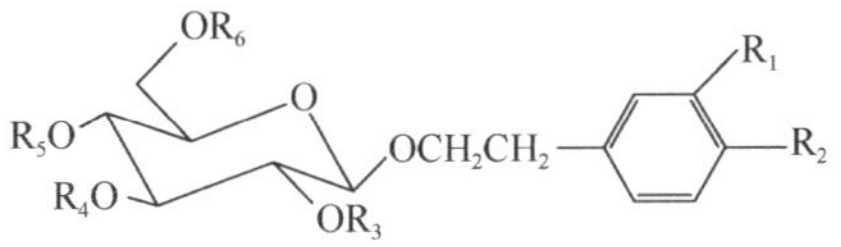

当 $R_1=R_2=OH$，$R_3=H$，$R_4=Rha$，$R_5=$咖啡酰基，$R_6=glc$ 时，此结构称松果菊苷(echinacoside)，它是肉苁蓉中含量最高的一个成分，另一个主要成分为毛蕊花糖苷(acteoside)，亦称麦角甾苷，它的结构与松果菊苷类似，差别就是通式中 $R_6=H$ 时称毛蕊花糖苷。

大孔树脂是一类不带交换基团的多孔性交联聚合物，理化性质稳定，不溶于酸、碱及有机溶剂。它能从中药或天然药物的水溶液中吸附或筛选有机物，其吸附原理是基于范德华引力或氢键，筛选原理是基于树脂本身的多孔性结构。如果有一群结构类似的水溶性成分，那么被大孔树脂吸附的物理性能也将类似。通过适当的解吸附手段，能有效提取分离或富集这类水溶性成分。

大孔树脂根据其组成的骨架材料不同，可分为非极性、中等极性与极性吸附树脂三类。一般地说，非极性化合物在水中可以被非极性树脂吸附，极性化合物在水中可以被极性树脂吸附。

使用大孔树脂分离天然药物中水溶性成分有以下特点：

1. 大孔树脂稳定，不受 pH 影响，可以反复使用。

2. 脱盐、脱色、脱臭。

3. 大孔树脂吸附量大，一般高于活性炭。

4. 大孔树脂吸附的有机化合物可以被解吸附，操作方便。

三、实 验 内 容

1. 肉苁蓉水溶性成分提取液的制备：称取小块状肉苁蓉或肉苁蓉饮片(管花肉苁蓉)药材 30 g，加 80%乙醇适量进行回流提取三次(每次一小时)，合并乙醇提取液，于旋转薄膜蒸发仪中回收乙醇至稠膏状，加水适量混悬，用乙酸乙酯萃取三次，脱去脂溶性成分，水层部分过滤或高速离心除去沉淀物，水层澄清后备用。见图 2-4-1。

2. 大孔树脂对肉苁蓉中苯乙醇苷类成分的吸附与解吸附：将上述水溶液加到预先处理好的 60 ml 大孔树脂 AB-8 柱的顶端，先用 100～200 ml 蒸馏水洗脱，再用 50%～60%乙醇洗脱，观察富集的苯乙醇总苷成分徐徐下移。当色带下移到色谱柱下端时开始单独收集，直至色带全部被洗脱，浓缩乙醇洗脱液至 5 ml 左右，进行定性实验。

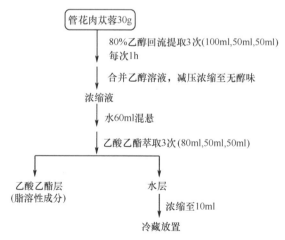

图 2-4-1　肉苁蓉水溶性成分提取液制备

3. 大孔吸附树脂再生：当用 50%～60%乙醇洗脱苯乙醇总苷后，再用 95%乙醇洗涤大孔树脂，然后再用水洗去乙醇后又可继续上样分离总苷。如果 95%乙醇洗涤大孔树脂后，树脂颜色过深，此时可用稀碱，稀酸和水反复再生处理，以恢复树脂的吸附力。

4. 苯乙醇总苷的鉴定

（1）定性分析

I. Molish 反应

II. FeCl₃ 反应

III. TLC 鉴定：称取总苷成分约 2 mg，加甲醇 5 ml 溶解作为薄层层析供试液。另取 1% CMC-Na 配制成的硅胶 G 荧光薄层板一板，照药典薄层色谱法在薄层板上点 10 μl 供试液，用 CHCl₃-MeOH-H₂O（6∶4∶0.5）液展开。展开剂临近前沿时取出薄层板，晾干，于 254 nm 紫外灯下观察荧光斑点。

（2）定量分析：称取松果菊苷约 4 mg，精密置 10 ml 量瓶中，用 80%甲醇溶解并定溶至刻度，摇匀。分别吸取 0.2ml，0.4 ml，0.6 ml，0.8 ml，1.0 ml，置 25 ml 量瓶中，用甲醇稀释至刻度，摇匀，在 333 nm 波长处，以 80%甲醇作空白，按紫外分光光度法测定吸收度，以浓度对吸收度回归，得标准曲线。

精密称取肉苁蓉苯乙醇总苷约 5 mg，置 25 ml 量瓶中，加 80%甲醇溶解并稀释至刻度，摇匀，再吸取其中适量，稀释 10 倍后侧紫外吸收值后带入标准曲线方程，计算含量。

四、注 意 事 项

（1）大孔树脂有多种型号，每一种中药或天然药物的成分提取分离所用树脂必须经过筛选，其理想的树脂必然是吸附量大，且易解吸附，并且脱盐、脱糖、脱色素及脱其他杂质效果好。

（2）市售大孔树脂必须经过预处理后方可应用，方法可参考有关资料。

（3）大孔树脂可用高浓度的乙醇、甲醇或丙酮处理后再生。使用过的大孔树脂一般保存在 70%乙醇浓度以上的溶液中，以防霉变。

（4）对照品松果菊苷的提取分离及结构鉴定：对照品松果菊苷的提取分离较为复杂，将实验所得的苯乙醇总苷，可用硅胶反复柱层分离，用 CHCl₃-MeOH-H₂O（7∶3∶0.5）液洗脱，先得类叶升麻苷等二糖苷，然后得松果菊苷。由于松果菊苷是三糖苷，无定型粉末，不易通过重结晶等手段纯化，只能采用葡聚糖凝胶 Sephadex LH-20 纯化或制备 HPLC 等手段，具体方法可参阅有关文献。

五、思　考　题

1. 硅胶 G 与硅胶 GF_{254} 的区别？在应用上有何差异？
2. 试述大孔树脂分离苯乙醇苷的特点？

参 考 文 献

堵年生，王泓，易杨华. 1993. 肉苁蓉中苯乙醇甙类成分的分离和鉴定. 天然产物研究与开发，5(4)：5.

国家药典委员会. 2015. 中华人民共和国药典(2015 年版)(一部). 北京：化学工业出版社，135.

屠鹏飞，何燕萍，楼之岑. 1994. 肉苁蓉的本草考证. 中国中药杂志，19(1)：3.

屠鹏飞，何燕萍，楼之岑. 1994. 肉苁蓉类药源调查与资源保护. 中草药，25(4)：205.

实验五　皂苷、香豆素、强心苷定性

一、实 验 目 的

熟悉香豆素、强心苷及皂苷的鉴别方法。

二、实 验 内 容

(一)香豆素

1. 荧光：羟基香豆素类的极稀水溶液发生蓝色荧光，若加入氨水后，呈显著的黄色荧光。(用秦皮的浸出液)

2. 三氯化铁反应：秦皮的水浸液，加入1%三氯化铁溶液数滴呈蓝绿色，若再加入氨水转为污红色。

3. 异羟肟酸反应：取1 mol/L的盐酸羟胺甲醇液0.5 ml，置于小试管中，加香豆素数毫克振摇使其溶解，加2 mol/L KOH甲醇溶液，使溶液呈碱性，在水浴上加热煮沸2分钟，冷却后，加1%三氯化铁溶液1~2滴，然后滴加5%盐酸使溶液呈酸性，若有紫红色呈现表明含有香豆素或其他内酯化合物和酯类化合物。

4. Gibb's反应：此反应必须有酚羟基，且酚羟基的对位无取代基时才能呈阳性反应。本试剂在弱碱性条件下与酚羟基对位活性氢缩合成蓝色物。

试剂：

(甲)0.5%的2，6-二氯苯醌-4-氯亚胺的乙醇液

(乙)硼酸-氯化钾-氢氧化钠缓冲液pH 9.4(pH 9.4缓冲液是用0.1 mol/L NaOH 32 ml和0.2 mol/L硼酸-氯化钾25.00 ml加新鲜煮沸的蒸馏水至100 ml配成)。

其中0.2 mol/L硼酸-氯化钾溶液为6.202 g硼酸和7.456g氯化钾溶于水中稀释成500 ml)用毛细管将试液滴在滤纸上，喷洒试剂甲，待干，再喷洒试剂乙，即呈深蓝色至蓝色。

(二)强心苷

显色反应可由苷元及2，6-二去氧糖两部分产生。

1. 强心苷苷元具有甾体母核反应，也具有不饱和五元内酯的反应。甲型强心苷在碱性醇溶液中能与活性亚甲基试剂作用而呈色。

(1) Legal 反应：取试样数小粒于孔穴白磁板中，加乙醇 0.2 ml 溶解后，加 0.3% 亚硝酰铁氰化钠溶液 2 滴，10% 氢氧化钠溶液 2 滴，呈紫色。

(2) Kedde 反应：将乙酸乙酯提取液点于滤纸片上，喷洒碱性二硝基苯甲酸(3, 5-二硝基苯甲酸的氢氧化钾甲醇液)试剂，如呈现红色或紫红色斑点，示可能有五元不饱和内酯环的强心苷存在(有些萜类也有此反应，如穿心莲等，不可凭此断然决定)。

(3) Baljet 反应：取样品的醇溶液于试管中，加入碱性苦味酸试剂(1% 苦味酸乙醇溶液和 5% 氢氧化钠水溶液等量混合)数滴，呈现橙或橙红色。该反应有时发生较慢，需放置 15 分钟后才显色。

2. 2，6-去氧糖的颜色反应：Keller-Kiliani 反应(K-K 反应)，取样品 1 mg 溶于 5 ml 冰醋酸中，加一滴 20% 三氯化铁水溶液置试管中，注入 5 ml 浓硫酸，观察界面和醋酸层的颜色变化，如有 2，6-去氧糖存在，醋酸层渐呈绿色、蓝绿色至蓝色。

(三)皂苷

1. 泡沫试验：取穿山龙的水浸出液 2 ml 置小试管中，用力振摇 1 分钟，如产生多量泡沫，放置 10 分钟，泡沫没有显著消失，即表明含有皂苷。

2. 浓硫酸-醋酸酐试验：薯蓣皂苷元结晶少许，置白磁板上，加浓硫酸-醋酐试液 2～3 滴，观察颜色由红→紫→蓝，放置后变污绿色。

3. 溶血试验：取清洁试管二支，其中一支加入蒸馏水 0.5 ml，另一试管加入穿山龙的水浸出液 0.5 ml，然后分别加入 0.5 ml 1.8%NaCl 水溶液，摇匀，再加入 1 ml 2% 红血球悬浮液，充分摇匀，观察溶血现象。根据下列标准判断实验结果：

全溶-试管中溶液透明为鲜红色，管底无红色沉淀物。

不溶-试管中溶液透明为无色，管底沉淀着大量红血球，振摇立即发生混浊。

实验六 补骨脂中香豆素类成分的提取分离和鉴定

一、目 的 要 求

1. 学习查阅天然药物化学主要文献资料的方法。

2. 学习整理文献资料，撰写综述的方法。

3. 通过分析文献资料结合所学知识，自己设计并实施提取分离补骨脂素、异补骨脂素，并进行结构鉴定的方法。

4. 学习香豆素类化合物的提取分离及检识。

二、文 献 综 述

学会查阅国内外文献，有查阅的资料和记录，主要内容包括：

1. 补骨脂的植物来源、品种、科属及分布。

2. 补骨脂功能主治、药理活性、化学成分等。

3. 补骨脂素和异补骨脂素的临床应用和药理活性研究概况。

4. 补骨脂中主要化学成分的名称、熔点、结构、理化性质、提取分离方法、结构鉴定手段等。

三、提取分离方法设计

1. 根据文献资料及所学相关知识简述提取纯化分离香豆素类化学物的方法。

2. 设计提取纯化补骨脂素、异补骨脂素粗品的方法，分离两个化合物的途径。

3. 讨论所设计的各种方法，比较优缺点，选择可行的方法进行实验。

4. 列出实验材料的名称、规格及用量，并安排实验进度。

四、补骨脂素和异补骨脂素的结构鉴定

1. 简述检查一个化合物纯度的方法，香豆素类化合物结构鉴定程序，用化学方法和波谱方法确定结构的途径。

2. 根据补骨脂素、异补骨脂素结构提出鉴定结构的具体方案。

五、讨论与总结

1. 小组进行讨论，分析方法优缺点，确定最佳方案。
2. 教师针对学生的方案分析总结。

实验七 掌叶防己碱的提取分离及延胡索乙素的制备

掌叶防己碱又称巴马汀(Palmatine)，硫酸延胡索乙素又称消旋四氢巴马汀硫酸盐(dl-tetrahydro-Paimatine sulphate)。

延胡索乙素(Corydalis B)为镇静安定药，用于缓解肠胃系统的疾病听引起的疼痛，临产阵痛，头痛，失眠等。

中药延胡索(元胡，*Coryo yanhusuo* W. T. Wang 的块根)中含延胡索乙素的量很少，而其脱氢化合物巴马汀在某些植物中含量却很高。在防己科植物黄藤(*Fibraurea recisa* Paerre)的根茎中含巴马汀，再经氢化反应，制备延胡索乙素。

黄藤曾列入《本草纲目》，李时珍谓"黄藤生岑南，状若防己，俚人常服此藤；纵饮食有毒，亦自然不发"。现代民间作为清热消炎药，常用于外伤感染、扁桃体炎、咽喉炎、结膜炎、热痢及黄疸等。

一、目 的 要 求

1. 掌握季铵生物碱的一种提取方法。
2. 掌握季铵生物碱还原成叔胺碱的方法。
3. 掌握季铵碱、叔胺碱在溶解度等方面的理化性质差异。
4. 熟悉生物碱或其盐类重结晶的方法。
5. 了解生物碱沉淀反应的条件和意义。

二、黄藤中已知成分的理化性质

黄藤根茎及根中所含成分主要为巴马汀，尚含少量药根碱，黄藤素甲、黄藤素乙、内酯及甾醇。又谓在根茎、根及树皮中含小檗碱。

1. 掌叶防己碱(巴马汀，Palmatlne)：本品系季铵生物碱，溶于水、乙醇，几乎不溶于氯仿，乙醚、苯等溶剂。掌叶防己碱盐酸盐即氯化巴马汀(Palmatino Chloride)，分子式 $C_{21}H_{22}O_4N \cdot Cl \cdot 3H_2O$，为黄色针状结晶，熔点205℃(分解)，其理化性质与盐酸小檗碱类似。巴马汀氢碘酸盐(Palmatine iodide)分子式 $C_{21}H_{22}O_4N \cdot I \cdot 2H_2O$ 为橙黄色针状结晶，熔点241℃(分解)。

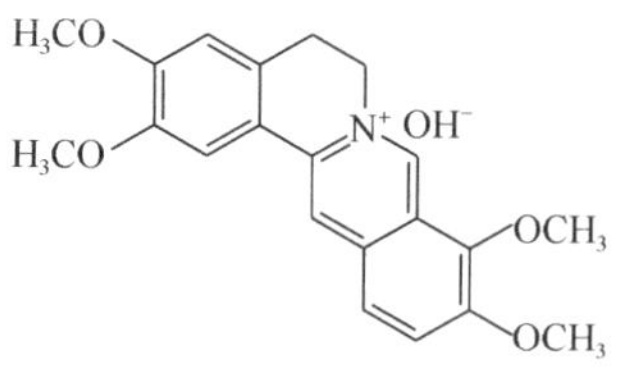

2. 药根碱(雅托碱, Jatrorrhzine)：本品系具酚羟基季铵盐，其理化性质与巴马汀类似，但较易溶于苛性碱液中。其盐酸盐在水中的溶解度亦比盐酸巴马汀为大，可藉此性质予以分离，药根碱盐酸盐(Jatrorrhizine Chloride) $C_{20}H_{20}O_4N·Cl·H_2O$ 为铜色针状结晶，熔点 204～206℃，其苦味酸盐(Jatrorrhizine Picrate) $C_{20}H_{20}O_4N·C_6H_2O_7N_3$ 为橙黄色柱状结晶，熔点 217～220℃(分解)。

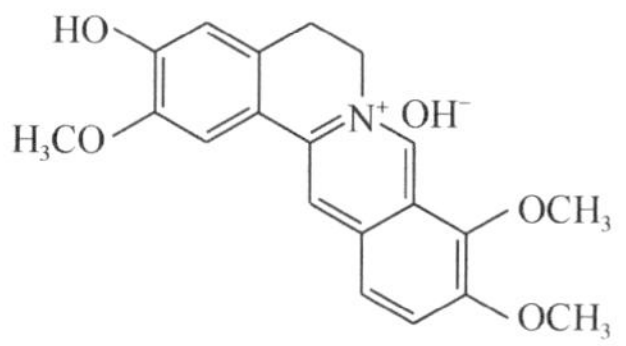

3. 小檗碱(黄连素, Berberine)：本品系季铵生物碱，其游离碱为黄色长针状结晶，$C_{20}H_{18}O_4N·OH$，熔点 145℃，在 100℃干燥，失去结晶水转为棕黄色。小檗碱能缓缓溶于水(1：20)，乙醇(1：100)较易溶于热水、热乙醇、微溶于丙酮、氯仿、苯几乎不溶于石油醚中，小檗碱与氯仿、丙酮、苯均能形成加成物。

小檗碱盐酸盐(Berberine Chloride, $C_{20}H_{18}O_4N·Cl_2·2H_2O$)，熔点 205℃(分解)，微溶于冷水，较易溶于沸水，其硝酸盐及氢碘酸盐，极难溶于水(冷水约 1：2000)。小檗碱的中性硫酸盐、磷酸盐、醋酸盐在水中溶解度较大。小檗碱的盐类在水中的溶解度：

盐酸小檗碱　　　1：500

硫酸小檗碱　　　1：30(酸性盐 1：100)

枸橼酸小檗碱　　1：125

磷酸小檗碱　　　1：15

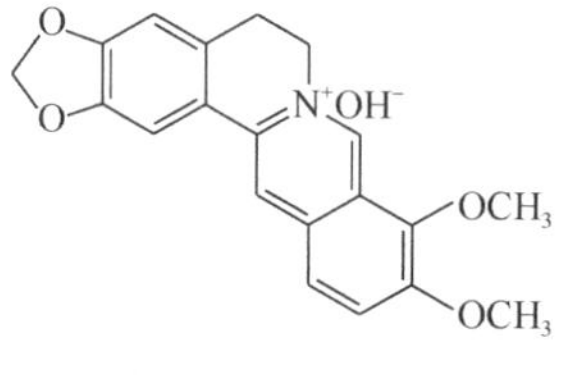

4. 四氢巴马汀(Tetrahydrpalmatine)：延胡索乙素为消旋四氢巴马汀，系叔胺碱，其游离碱 $C_{21}H_{25}O_4N$，熔点 146～148℃，不溶于水，能溶于热乙醇(在冷乙醇中溶解度较小)，易溶于氯仿、苯、乙醚中。延胡索乙素的酸性硫酸盐为无色

针状结晶，熔点 245～246℃。在冷水中溶解度较小，在热水中较大，其中性硫酸盐为长柱状结晶，熔点为 220℃，在水中溶解度较酸性硫酸盐为大，其盐酸盐难溶于水。

左旋四氢巴马汀即颅痛定（Rotundine），熔点，141～142℃，$[\alpha]_D^{15}=-287.5°$（C=1.1，氯仿）。本品在华千金藤（*Stephania sinica* Diels）及圆叶千金藤（*S. rotunda* Lour.）的块根（山乌龟）中含量较多。

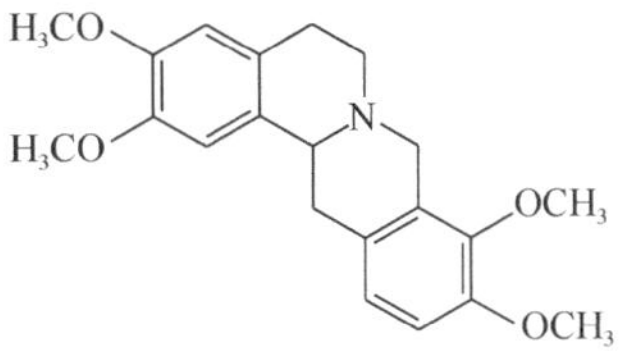

5. 黄藤素甲：本品为制备氯化巴马汀的乙醇母液中的少量成分，为季铵碱，其盐酸盐 $C_{26}H_{29}O_7N \cdot HCl \cdot H_2O$，熔点 196～198℃，$[\alpha]_D^{15}=+273.3°$（C=1%，乙醇），其还原产物为白色针状结晶，熔点 184～186℃，$[\alpha]_D^{15}=+146.6°$（C=1%，盐酸）。

6. 黄藤素乙：本品系粗制巴马汀氢化、碱化分去四氢巴马汀后，母液中的微量物质，溶于氯仿。以氯仿-乙醇重结晶得黄色结晶，熔点 192～193℃，$[\alpha]_D^{15}=+283.3°$（C=1%，氯仿）。

7. 黄藤内酯：本品得自粗氯化巴马汀重结晶时的不溶于水物质中，反复以酒精，丙酮重结晶，得光亮棱状结晶，$C_{27}H_{28}O_9$，熔点 278℃。$[\alpha]_D^{15}=+36.60°$（C=1%，乙醇）。

8. 黄藤甾醇：本品得自制备氯化巴马汀的乙醇母液中，分出的少量油层经 10% KOH 皂化而得到的白色针晶，熔点 136～137℃，$[\alpha]_D^{15}=+24.51°$（C=1%，氯仿）。

三、巴马汀的提取及延胡索乙素制备的方法

巴马汀为季铵生物碱，极性较大，可用水作为提取溶媒，常用 1%醋酸水溶掖提取（因为巴马汀属于小檗碱型结构类型，它的盐酸盐溶解度较小，故不用盐酸的水溶液来提取），也可用高极性的有机溶媒如甲醇、乙醇来提取。

巴马汀还原得延胡索乙素。常用的还原剂为 $Zn+H_2SO_4$ 或 $NaBH_4$，现将提取的两种方法，还原的两种方法介绍如下：

[方法一]

(1) 浸出：取黄藤粗粉 100 g，用 1%醋酸冷浸（以浸没原料为度，约 500 ml）1～2 天。尼龙布过滤，药渣再加 1%醋酸冷浸一天。合并滤液（留取 1 ml 做生物碱定

性反应)。

(2)盐析、中和：滤液用 40% NaOH 液调节至 pH 9，同时加入 7%精制食盐，即有黄色不溶物析出，80℃保温，使沉淀凝聚，静置，倾出上层清液，用菊形滤纸过滤，得巴马汀游离碱粗品，烘干。

(3)精制：将粗巴马汀置于 250 ml 的圆底烧瓶中，加入 80%乙醇 100 ml，回流 10 分钟使溶解，趁热抽滤，残渣再用 20～40 ml 乙醇同法处理一次，合并二次抽滤液，最后的残渣用少量乙醇在布氏漏斗中淋洗，滤液中滴入 6 mol/L HCl 调至 pH 2，放置数日即有金黄色针状结晶析出。滤出结晶(氯化巴马汀)，置于三角烧瓶内，用滴管加入 95%乙醇进行重结晶。重结晶时可将溶液在水浴上加热，若在搅拌下依然不溶解，可继续添加乙醇，直至完全溶解。待完全溶解后，抽滤得澄清液，加塞放置析晶。如果滤液放冷立即析出沉淀，适当添加乙醇，继续温热使其在常温下不立即析出沉淀，这样经放置析出的晶形好。当然滤液体积也不宜太大，否则不易析出结晶，此时，可浓缩至瓶壁边缘产生少量固体，加瓶塞析晶，析晶后的母液，经适当浓缩又可析出一部分氯化巴马汀(图 2-7-1)。

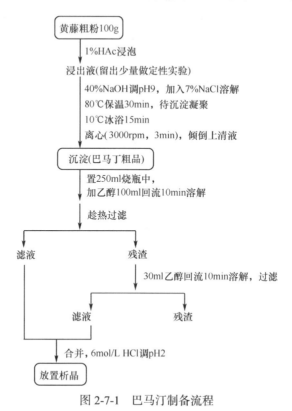

图 2-7-1　巴马汀制备流程

(4)还原：取氯化巴马汀精制品 1 g，置 50～100 ml 的圆底烧瓶中加蒸馏水 10

ml，浓硫酸 0.5 ml，锌粉 0.7 g(工业生产应分批加入锌粉)，直火加热保持沸腾，反应 4～5 小时(反应过程中溶液颜色逐渐变淡直至无色)。反应完毕，趁热倾出上层清液，再用蒸馏水少许(1～2 ml)稍加热洗涤反应瓶及锌渣 1～2 次，合并溶液，放冷即有延胡索乙素酸性硫酸盐析出。抽滤，取结晶置于 25 ml 锥形瓶中，用 70%乙醇 10 ml 加热溶解趁热抽滤，再用少量乙醇(1～2 ml)洗涤容器，向热溶液(约60℃)中滴加氨水至 pH 9，立即析出鳞片状结晶，抽滤，用蒸馏水洗，干燥得延胡素乙素游离碱。

(5)成盐：称取该游离碱 0.5 g 置于 25 ml 锥形瓶(或小烧杯中)，加 90%乙醇4 ml，在水浴上加热使溶解，用粗毛细管滴加 5%硫酸乙醇液至刚果红试纸呈淡蓝色(pH 约 5)，放冷析晶。将微黄柱状结晶，抽滤，于 50℃以下干燥性硫酸盐。可用水重结晶一次，干燥后测熔点，并计算收率。

以醋酸水小样提取，一般得率 1%～2%，用乙醇回流浸取得率 3%～4%，取黄藤粗粉 100g，用 95%乙醇回流浸取三、四次，合并乙醇浸出液，回收乙醇至约120 ml，即按(3)精制项下操作，加盐酸得氯化巴马汀。

提取工艺说明

(1)黄藤中含有多糖类物质溶于水，往往影响浸液盐析及中和后的过滤，故宜在静置后先倾泻去大部澄清液再用布袋过滤收集沉淀。原料药材亦不宜粉碎太细。

(2)巴马汀为季铵碱，与水有一定的亲和力，但与 NaCl 相比亲和力仍小于NaCl，所以在巴马汀的水溶液中，若加入大量的 NaCl，亲和力较小的巴马汀被"挤"出而沉淀。这就是盐析法提取巴马汀的原理。

(3)氯化巴马汀为金黄色针状结晶并有强烈的黄色荧光，四氢巴马汀为无色片状结晶，不具荧光，因此，反应液的颜色可作为还原终点的判断，还原开始时，反应液为橙黄色，随着还原反应的进行反应液颜色逐渐退去，至淡米色或无色即可作为反应的终点。

(4)四氢巴马汀的酸性硫酸盐在水中溶解度较小，中性硫酸盐溶解度较大。故巴马汀还原产物的析出，必然在酸度较低的情况下，若 pH 高于 2 可在反应中或反应毕滴加少量的硫酸以达析出完全。

(5)四氢巴马汀较易氧化成巴马汀，所以制备过程中应尽快连续操作。

(6)四氢巴马汀的盐酸盐及酸性硫酸盐在水中的溶解度较小，故一般制成水溶性较大的中性硫酸盐，供配制注射剂使用。

[方法二]

1. 流程

2. 工艺

(1)提取黄藤粗粉 20 g，用 95%乙醇回流提取 2 次，每次 1 小时，乙醇用量为100 ml。合并二次醇提取液，浓缩至 3～4 ml，用吸管转移到 5 ml 小锥形瓶中，放置，析晶，抽滤得巴马汀粗晶(图 2-7-2)。

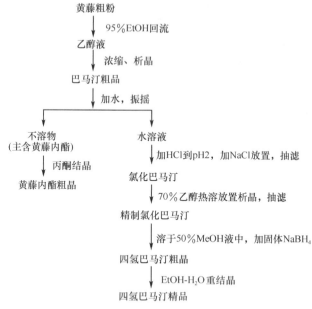

图 2-7-2　巴马汀的提取及延胡索乙素制备

（2）分离：将巴马汀粗晶用 10 ml 水溶解后，抽滤。不溶物主要为黄藤内酯，滤液滴加 HCl 至 pH 2，再加 10% NaCl 进行盐析放置，析出黄色不溶物，抽滤得氯化巴马汀粗晶。

（3）精制：用 70%乙醇热溶氯化巴马汀粗晶，过滤，滤液析晶，抽滤，得精制氯化巴马汀。干燥称重并测定其熔点。

（4）氢化：精制氯化巴马汀用 50%甲醇溶解，加入固体 $NaBH_4$ 约 0.2 g，直到甲醇液迅速由黄变白或微黄色。滴加 HCl 到 pH 2 并加热使多余的 $NaBH_4$ 分解，再趁热滴加 NH_4OH 使反应液呈碱性，立即析出鳞片状四氢巴马汀粗晶，抽滤得结晶，红外线灯下干燥，再用乙醇-水重结晶，得精制四氢巴马汀。干燥称重，薄层层析检查纯度，测定其熔点。

3. 巴马汀原位还原反应：在硅胶 CMC-Na 薄层板的起始线上点自制的巴马汀乙醇液、对照品巴马汀乙醇液及四氢巴马汀乙醇液，然后再在自制的巴马汀的原点上加点 2%$NaBH_4$ 甲醇液 2～3 次，吹干，氨缸中饱和后以 $CHCl_3$-CH_3OH（3：1）展开，改良碘化铋钾试液显色。巴马汀 R_f 值 0.4 左右，四氢巴马汀 R_f 值约 0.9。进行原位反应的巴马汀如氢化彻底，应和对照品四氢巴马汀的 R_f 值一致，如反应不彻底，则出现二个斑点，其 R_f 值分别与对照品巴马汀及四氢巴马汀一致。

四、黄藤中生物碱的检识

1. 生物碱沉淀反应：取黄藤的 1%醋酸浸出液每份 1 ml，置小试管中，分别滴加下列各试剂 2～3 滴，观察并记录有无沉淀产生及颜色变化。

(1)碘化铋钾试剂

(2)硅钨酸试剂

(3)苦味酸试剂(样品液需调至中性)

(4)碘-碘化钾试剂

2. 薄层层析

硅胶 CMC-Na 薄层板

样品：巴马汀，小檗碱，药根碱、延胡索乙素，制备巴马汀后的母液，盐析后的水母液。

展开剂：氯仿-甲醇(3∶1)，展开前薄层板先在氨缸中饱和 5 分钟。

显色：先在紫外灯下观察荧光，然后再喷以改良碘化铋钾试液显色。

如果用中性或碱性氧化铝薄层，展开剂可用氯仿。

记录：薄层层析图谱。说明各母液中还有什么化合物。

五、思 考 题

1. 浸渍药材时为何选择醋酸水？二不用盐酸水？

2. 试述盐析的基本原理？

3. 沉淀巴马汀结晶为何用盐酸？

参 考 文 献

江苏新医学院. 1977. 中药大辞典. 上海：上海人民出版社，2044.

刘润民. 1981. 中药黄藤根中黄藤内酯的鉴定. 药学学报，16(6)：479.

南京药学院. 1976. 中草药学(中册). 北京：江苏人民出版社，288.

许学键. 1979. 黄藤的提取、氢化和延胡索乙素的精制. 药学通报，14(7)：306.

实验八　中草药化学成分预试验

一、目 的 要 求

1. 掌握常见中药化学成分的鉴别原理及实验技术。
2. 能根据实验结果，判断检品中所含化学成分的类型。
3. 认真做好预试验记录，正确书写实验报告。

二、实 验 原 理

　　中药中所含的化学成分很多，在提取分离某种有效成分之前，一般可先通过简单的预试验，初步了解药材中可能含有哪些类型的化学成分，以便选用适当的方法对其中有效成分进行提取、分离。

　　预试验通常分为二类，一类是系统预试法，即用简单的定性方法对中草药中各类成分进行较全面的试验。另一类是单项预试法，即根据工作的需要，有重点地检查某类成分，例如寻找强心药物，就可只进行强心苷的化学反应或药物实验，又例如为了寻找甾体激素原料，就可只进行甾体皂苷及其苷元的定性反应。另外，对于制剂成分的预试验可根据制剂的制备工艺进行选择性的预试验，例如用水蒸气蒸馏法制成的有效制剂，可主要进行挥发油，内酯等成分的预试。又例如用水煎酒精沉淀法所制成的有效制剂，可不必再进行蛋白质、多糖成分的预试。

　　预试验的结果只能作为参考，因为有些定性反应为几类成分所共有，有时由于成分间的互相干扰使结果不明显或不正确。这可通过该成分的溶解度及层析行为给予综合性判断，例如碘化铋钾试剂主要对生物碱显色外还可对香豆素、萜类内酯这类中性化合物显色，但是生物碱可溶于酸性水溶液中。而香豆素、萜类内酯可溶于碱性溶液中。利用这一性质可以加以区别。

三、试 验 材 料

　　本实验中的供试液(品)，可根据各类成分鉴别实验的具体需要，选择有代表性的各类成分或含相应成分的药材提取物，根据实验的具体要求进行准备。需要鉴别的主要药物成分的类型有：生物碱、糖、苷、氨基酸、蛋白质、鞣质、黄酮、蒽醌、香豆素、强心苷、皂苷、挥发油、油脂、有机酸等。

中草药所含的成分是十分复杂的，为了碱少预试验中各类成分的相互干扰，常常用不同溶剂，按照极性度由低到高，顺次提取，分别浓缩得各部分，然后进行各种成分的鉴别反应，例如取药材适量，用石油醚、乙醚、氯仿、乙酸乙酯、丙酮、乙醇、水，甚至再用 1% HCl 水液，1% NaOH 水液顺次抽提（即所谓系统溶剂法），然后做鉴别反应。此方法手续较繁，更换溶剂前必须将上一次药材中溶剂挥干。为了简化手续，本实验采用数种溶剂，分别同时提取，然后检查其可能含有的成分。基本步骤如下（图 2-8-1）：

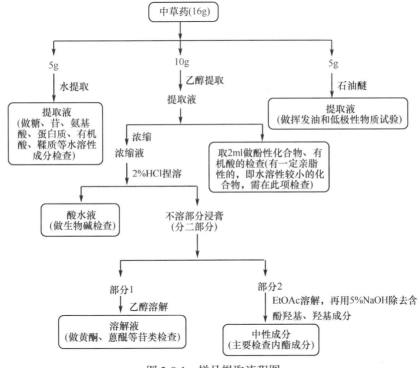

图 2-8-1　样品提取流程图

四、实 验 内 容

1. 水溶性成分的检识：取中药粗粉 5 g，加 50 ml 蒸馏水，浸泡过夜，或于 50～60℃水浴中温浸 1 小时，滤过，滤液供检识下列各类成分。

（1）糖、多糖和苷类

1）Molish 反应：取 1 ml 供试液于试管中，加入 1～2 滴 10% α-萘酚乙醇试剂摇匀，倾斜试管 45°，沿管壁滴加 1 ml 浓硫酸，分成两层。如在两液层交界面出现紫红色环，表明可能含有糖、多糖或苷类。

2)斐林反应：取 1 ml 供试液于试管中，加入新配制的 4～5 滴斐林试剂，在沸水浴中加热数分钟，如产生砖红色氧化亚铜沉淀，表明可能含有还原糖。

将上述溶液中沉淀滤过除去，滤液加 1 ml 10%盐酸溶液，置沸水浴中加热水解数分钟，放冷后，滴加 10%氢氧化钠溶液调 pH 至中性，重复上述斐林反应，如仍产生砖红色氧化亚铜沉淀，表明可能含有多糖或苷类。

(2)氨基酸、多肽和蛋白质类

1)茚三酮反应：取供试液点于滤纸片上，喷雾茚三酮试剂后，吹热风数分钟，如呈紫红色或蓝色，表明可能含氨基酸、多肽或蛋白质。

2)双缩脲反应：取 1 ml 供试液于试管中，加 1 滴 10%氢氧化钠试剂，摇匀，再加 0.5%硫酸铜溶液，边加边摇匀，如溶液呈现紫色、红紫色或蓝紫色，表明可能含有多肽或蛋白质。

3)酸性蒽醌紫反应：取供试液点于滤纸片上，喷洒酸性蒽醌紫试剂，如呈现紫色，表明可能含有蛋白质。

(3)酚类、鞣质类化合物

1)三氯化铁反应：取 1 ml 供试液于试管中，加醋酸酸化后，加数滴 1%三氯化铁试剂，溶液如呈显绿、蓝绿、蓝黑或紫色，表明可能含有酚性成分或鞣质。

2)三氯化铁-铁氰化钾反应：取供试液点于滤纸片上，干燥后，喷洒三氯化铁-铁氰化钾试剂，如立即呈现蓝色，表明可能含有鞣质。喷试剂后应立即观察，若放置一段时间，背景也能逐渐呈蓝色。如欲使纸上的斑点保存下来，在纸片仍湿润时，用稀盐酸洗涤，再用水洗至中性，置室温干燥即可。

3)香草醛-盐酸反应：取供试液点于滤纸片上，干燥后，喷洒香草醛-盐酸试剂，如立即呈不同程度的红色，表明含有间苯二酚和间苯三酚结构的化合物。

4)明胶-氯化钠反应：取 1 ml 供试液于试管中，加入 1～2 滴明胶-氯化钠试剂，如产生白色混浊或沉淀，表明可能含有鞣质。

5)咖啡碱反应：取 1 ml 供试液于试管中，加入数滴 0.1%咖啡碱溶液，如产生棕色沉淀，表明可能含有鞣质。

(4)有机酸类

1)pH 试纸反应：取供试液，以广泛 pH 试纸测试，如呈酸性，表明可能含有有机酸或酚类成分。

2)溴酚蓝反应：取供试液点于滤纸片上，喷洒 0.1%溴酚蓝试剂的 70%乙醇溶液，如在蓝色背景上产生黄色斑点，表明可能含有有机酸。如显色不明显，可再喷雾氨水，然后暴露于盐酸蒸气中，背景逐渐由蓝色变成黄色，而有机酸的斑点仍为蓝色(表 2-8-1)。

(5)皂苷类

1) 泡沫反应：取 2 ml 供试液于试管中，剧烈振摇 2 分钟，如产生大量持久性泡沫，再把溶液加热至沸或加入乙醇，再振摇，如仍能产生多量持久性泡沫，表明可能含有皂苷。

2) 溶血反应：取供试液点于滤纸片上，干燥后，加 1 滴 2%红细胞试液，数分钟后，如在红色背景中出现白色或淡黄色斑点，表明可能含有皂苷。本实验也可在试管中进行(表 2-8-2)。

表2-8-1　酚类、鞣质、有机酸试验

试验项目	结果	推论
1%FeCl₃△		
溴甲酚绿试验△		

表2-8-2　水提取液的检查

试验项目	结果	推论
Molish 反应*		
斐林反应*		
多糖或苷的水解反应		
三氯化铁试验*或△		
明胶试剂*		
双缩脲反应*		
pH 试纸检查*		
溴甲酚绿试剂*		

*在试管中进行，△在滤纸或硅胶薄层板上进行，下同。

2. 醇溶性成分的检识：取 10 g 中药粗粉，加 100 ml 乙醇，沸水浴中回流提取 1 小时，滤过。滤液回收乙醇至无醇味，取 1/2 量浓缩液，加 10 ml 乙醇溶解，供甲项检识。剩余的浓缩液加 10 ml 5%盐酸，充分搅拌，滤过，滤液部分供乙项检识。酸水不溶部分，加 10 ml 醋酸乙酯溶解，醋酸乙酯液用 5%氢氧化钠溶液振摇洗涤 2 次(每次 2～3 ml)，弃去碱水层。醋酸乙酯层再用蒸馏水洗 1～2 次，至水洗液呈中性，弃去水洗液，置于水浴上蒸发除去醋酸乙酯，残留物用 15 ml 乙醇溶解，供丙项检识。

(1) 甲项检识

1) 鞣质类：同水溶性成分检识

2) 有机酸类：同水溶性成分检识

3) 黄酮类

A. 盐酸-镁粉反应：取 1 ml 供试液于试管中，加镁粉适量，摇匀，加 2～5

滴浓盐酸，即产生剧烈反应，如溶液呈红色或紫红色，表明可能含有黄酮类。

B. 三氯化铝反应：取供试液点于滤纸上，晾干，喷雾三氯化铝试剂，干燥后，斑点呈鲜黄色，如在紫外灯下观察，斑点有明显的黄绿色荧光，表明可能含有黄酮类。

C. 氨熏反应：取供试液滴于滤纸片上或硅胶色谱板上，置氨气中熏片刻，斑点呈亮黄色，在紫外灯下观察，斑点呈黄色荧光，表明可能含有黄酮类。

4）蒽醌类化合物

A. 碱液反应：取 1 ml 供试液于试管中，加 10%苛性碱试剂呈红色，如加酸使成酸性，则红色褪去，表明可能含有蒽醌类。

B. 醋酸镁反应：取 1 ml 供试液于试管中，加数滴 1%醋酸镁甲醇溶液，如溶液呈橙红色、紫色等颜色，表明可能含有蒽醌类（表 2-8-3）。

表2-8-3 黄酮、蒽醌的检查

检查项目	结果	推论
AlCl$_3$ 反应		
盐酸镁粉反应		
10%KOH 溶液		
0.5%Mg(AC)$_2$		

5）甾体和三萜类

A. 醋酐-浓硫酸反应：取 1 ml 供试液，置蒸发皿中水浴蒸干，加 1 ml 冰醋酸使残渣溶解，再加 1 ml 醋酐，最后加 1 滴浓硫酸，如溶液颜色由黄→红→紫→蓝→墨绿，表明可能含有甾体类成分。如溶液最终呈现红或紫色，表明含有三萜类成分。

B. 三氯醋酸反应：取供试液滴于滤纸片上，滴三氯醋酸试剂，加热至 60℃，产生红色，渐变为紫色，表明含甾体类成分。加热至 100℃才显红色、红紫色，表明含有三萜类成分。

C. 氯仿-浓硫酸反应：取 1 ml 供试液，置于蒸发皿中水浴蒸干，加 1 ml 氯仿使残渣溶解，将氯仿液转入试管中，加 1 ml 浓硫酸使其分层，如氯仿层显红色或青色，硫酸层有绿色荧光，表明可能含有甾体或三萜。

（2）乙项检识

生物碱类

A. 碘化铋钾反应：取 1 ml 供试液于试管中，加 1~2 滴碘化铋钾试剂，如立即有棕黄色至棕红色沉淀产生，表明可能含有生物碱。

B. 碘化汞钾反应：取 1 ml 供试液于试管中，加 2~3 滴碘化汞钾试剂，如产生白色或类白色沉淀，表明可能含有生物碱。

C. 碘-碘化钾反应：取 1 ml 供试液于试管中，加 2～3 滴碘-碘化钾试剂，如产生褐色或暗褐色沉淀，表明可能含有生物碱。

D. 硅钨酸反应：取 1 ml 供试液于试管中，加 1～2 滴硅钨酸试剂，如产生黄色沉淀或结晶，表明可能含有生物碱(表 2-8-4)。

表2-8-4　生物碱的检查

检查项目	结果	推论
碘化铋钾试剂		
硅钨酸试剂		
碘化汞钾试剂		
苦味酸试剂		

(3)丙项检识

1)强心苷类

A. 碱性苦味酸反应：取 1 ml 供试液于试管中，加数滴碱性苦味酸试剂，如溶液即刻或 15 分钟内显红色或橙红色，表明可能含有强心苷类。

B. 间二硝基苯反应：取 1 ml 供试液于试管中，加数滴间二硝基苯试剂，摇匀后再加数滴 20%氢氧化钠，如产生紫红色，表明可能含有强心苷类。

C. 冰醋酸-三氯化铁反应：取 1 ml 供试液于蒸发皿中，水浴上蒸干，残留物加 0.5 ml 冰醋酸-三氯化铁试剂溶解后，置于试管内，沿管壁加入 1 ml 浓硫酸，使分成二层，如上层为蓝绿色，界面处为紫色或红色环，表明可能含有 2, 6-二去氧糖的强心苷类。

D. 呫吨氢醇反应：取 1 ml 供试液于蒸发皿中，水浴上蒸干，加呫吨氢醇试剂，置水浴上加热 2 分钟，如溶液显红色，表明可能含有 2, 6-二去氧糖的强心苷类。

本实验也可取强心苷固体试样少许，加入 1 ml 呫吨氢醇试剂振摇，置水浴上加热 3 分钟，如呈现红色，表明可能含有 2, 6-二去氧糖。

2)香豆素、内酯类

A. 异羟肟酸铁反应：取 1 ml 供试液于试管中，加 7%盐酸羟胺醇溶液及 10%氢氧化钠溶液各 2～3 滴，置沸水浴上加热数分钟至反应完全，放冷，加 1%盐酸调 pH 3～4，再加 1～2 滴 1%三氯化铁试剂，如溶液为红色或紫色，表明可能含有香豆素或内酯类。

B. 开环-闭环反应：取 1 ml 供试液于试管中，加 2～3 滴 1%氢氧化钠溶液，于沸水浴上加热 3～4 分钟，得澄清溶液，再加 3～5 滴 2%盐酸使溶液酸化，如溶液变为混浊，表明可能含有内酯类化合物。

C. 重氮化偶合反应：取 1 ml 供试液于试管中，加数滴 5%碳酸钠试剂，于沸水浴上加热数分钟，冷后，加数滴新配制的重氮盐试剂，如呈红色或紫色，表明可能含有香豆素类化合物。

D. 间硝基苯反应：取供试液点于滤纸片上，喷洒 2%间硝基苯试剂，待乙醇挥发后，再喷洒 2.5 mol/L 氢氧化钾溶液，置 70～100℃的恒温箱中加热，如呈紫红色，表明可能含有内酯类化合物。本试验也可在试管中进行。

E. 荧光反应：取供试液，点于滤纸片上或硅胶色谱板上，干燥后置紫外灯下观察，如呈现蓝-绿色荧光，再喷洒 1%氢氧化钾试剂，荧光加强，表明可能含有香豆素类化合物（表 2-8-5）。

表2-8-5　内酯化合物（强心苷、萜类内酯、香豆素）检查

检查项目	结果	推论
开环闭环反应		
羟胺反应		
荧光试验		
（不用 EtOAc 提取部分而用药材水提液）		
Kedde 试验		
三氯化铁冰醋酸（K-K）反应		
醋酐-浓 H_2SO_4		
苦味酸钠试验		

3. 石油醚溶性成分的检识：取 2 g 中药粗粉，加 10 ml 石油醚，室温下浸渍提取 2～3 小时，滤过，滤液作下列成分检识。

（1）甾体、三萜类：同醇溶性成分甲项检识。

（2）挥发油、油脂类

1）油斑试验：取供试液点于滤纸片上，室温下挥去溶剂后，滤纸片上如留有油斑，表明可能含有油脂或挥发油，若稍经加热，油斑消失或减少，表明可能含有挥发油，如油斑无变化，表明可能含有油脂。

2）香草醛-浓硫酸反应：取供试液点于硅胶色谱板上，挥去石油醚，喷洒香草醛-浓硫酸试剂，如产生红、蓝、紫等颜色，表明可能含有挥发油、萜类和甾醇（表 2-8-6）。

4. 氰苷类成分的检识

（1）苦味酸钠反应：取 1 g 试样，捣碎，置于试管中，加数滴蒸馏水使湿润，于试管中悬挂一条苦味酸钠试纸（勿使试纸接触试管下部试样），用胶塞塞住试管，于 50～60℃水浴中加热 15～30 分钟，如试纸由黄色变为砖红色，表明可能含有氰苷。

表2-8-6　挥发油、油脂、甾体或三萜试验

试验项目	结果	推论
油斑试验		
醋酐浓硫酸反应		
25%磷钼酸试验		
0.05%荧光素试验		

(2)普鲁士蓝反应：取 1 g 试样，捣碎，置于试管中，加蒸馏水使湿润，立即用滤纸将试管口包紧，并在滤纸上加 1 滴 10%氢氧化钾溶液，于 50～60℃水浴中加热 15～30 分钟，再在滤纸上分别滴加 10%硫酸亚铁试剂、10%盐酸、5%三氯化铁试剂各 1 滴，如滤纸显蓝色，表明可能含有氰苷。

五、实验说明及注意事项

(1)本实验所用的供试品，可根据具体情况，灵活选择，但应包括试验材料项中所列出的成分，提倡尽可能使用有代表性的化学对照品。

(2)预试验反应完成后，首先对反应结果明显的成分进行分析判断，作出初步结论。而对某些反应结果不十分明显的，应进一步浓缩处理供试液，再进行检识或另选一些试剂进行检识，有时可配合色谱法检识。

(3)判断分析各反应结果时，应综合考虑，例如异羟肟酸铁反应为阳性的有酯、内酯、香豆素类等化合物，要配合香豆素的特有反应，将香豆素与其他酯类化合物进行区别。

(4)预试验结果一般只能提供试样中可能含有哪些类型的化学成分，然后设计提取分离的工艺方法，通过对提取分离得到的成分进一步检识，才能确定该药材中含有哪些成分。

六、思　考　题

(1)中药化学成分预试验有何实际意义？

(2)在判断预试验结果时应注意哪些问题？

(3)怎样才能提高预试验的准确性和灵敏度？在具体操作中应注意哪些问题？

实验九　补骨脂素和异补骨脂素的提取分离和结构鉴定

补骨脂为豆科植物补骨脂 *Psoralea corylifolia* L.的干燥成熟果实，全国各地多有栽培。含有多种呋喃香豆素类成分，主要含补骨脂内酯(补骨脂素，psoralen)、异补骨脂内酯(异补骨脂素，isopsoralen)和补骨脂次素等。其中补骨脂素和异补骨脂素为抗白癜风的主要有效成分，具有光敏性质。

一、目 的 要 求

1. 掌握用溶剂法提取香豆素类化合物的操作技术。
2. 通过补骨脂素和异补骨脂素的分离，熟悉柱色谱分离的操作技术。
3. 掌握香豆素类化合物的检识方法。

二、主要化学成分的结构及性质

1. 补骨脂素(psoralen)：又称补骨脂内酯，分子式 $C_{11}H_6O_3$，分子量 186.16。无色针状结晶(乙醇)，mp 189～190℃，有挥发性。溶于甲醇、乙醇、苯、氯仿、丙酮；微溶于水、乙醚和石油醚。

2. 异补骨脂素(isopsoralen)：分子式 $C_{11}H_6O_3$，分子量 186.16，无色针状结晶，mp 137～138℃，溶于甲醇、乙醇、丙酮、苯、氯仿，微溶于水、乙醚，难溶于冷石油醚。

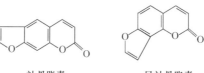

补骨脂素　　　　　　　　　异补骨脂素

3. 补骨脂乙素(isobavachalcone)：又称补骨脂酮、异补骨脂查耳酮。分子式 $C_{20}H_{20}O_4$，分子量 324.36。黄色片状结晶(甲醇-水)，mp 166～167℃。

4. 补骨脂甲素(coryfolin)：又称补骨脂黄酮，分子式 $C_{20}H_{20}O_4$，分子量 324.36。无色针状结晶，mp 191～192℃。

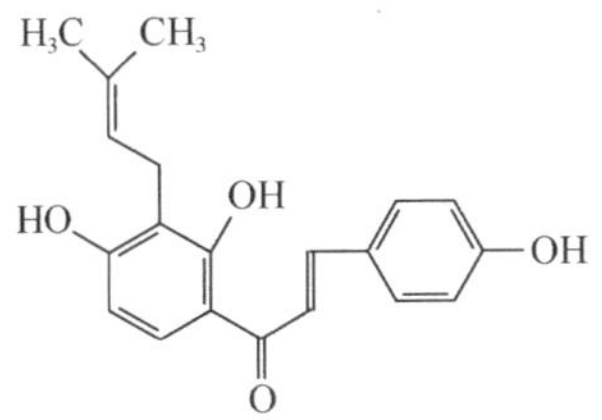

补骨脂乙素 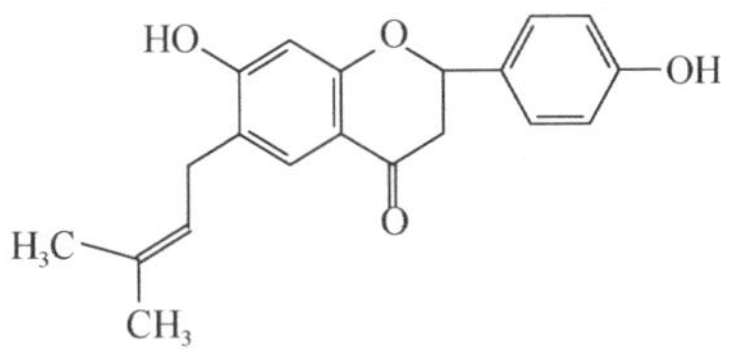　　　　　　　　　　　　　补骨脂甲素

三、实 验 原 理

本实验根据补骨脂素和异补骨脂素等在乙醇中溶解度大，利用乙醇从中药补骨脂中提取补骨脂素及异补骨脂素等，可用活性炭吸附脱色，再依据补骨脂素和异补骨脂素的极性差异，利用硅胶柱色谱予以分离。

四、实 验 内 容

1. 提取与拌样：把 25 g 补骨脂研磨后用 50%乙醇 75 ml 冷浸，3 日后过滤，药渣再用 50%乙醇冷浸 3 日，过滤。合并滤液，并浓缩至无醇味。将上述浓缩液加 25 ml 乙酸乙酯萃取三次，合并乙酸乙酯层，浓缩至 5 ml 左右。

取柱层析硅胶(100～200 目)2 g，逐滴加入乙酸乙酯浓缩液，边加边研。干燥后备用。

2. 分离：取柱色谱硅胶(100～200 目)30 g，加石油醚 100 ml 搅拌匀浆，装于 1.0 cm × 28 cm 的色谱柱中，沉降约 30 min。加入拌样硅胶，并使柱床平整。用石油醚-乙酸乙酯(8∶1)洗脱 10 个柱体积，每 30 ml 为一个流份，浓缩。TLC 随行检查(硅胶薄层层析，石油醚-乙酸乙酯 3∶1)，合并相同流份，放置析晶得异补骨脂素。

用石油醚-乙酸乙酯(6∶1)洗脱 6 个柱体积，TLC 随行检查(硅胶薄层层析，石油醚-乙酸乙酯 3∶1)，合并相同流份，放置析晶得补骨脂素。

3. 检识

(1)异羟肟酸铁反应：取试样少许于试管中，加入 7%盐酸羟胺甲醇溶液 2～3 滴，再加 10%氢氧化钠甲醇溶液 2～3 滴，于水浴上加热数分钟，冷却后，加盐酸调 pH 3～4，加 1%三氯化铁 1～2 滴，观察溶液颜色。

(2)开环闭环试验：取试样少许加稀氢氧化钠溶液 1～2 ml，加热，观察现象，再加稀盐酸试剂数滴，观察所产生现象。

(3)荧光：取试样少许溶于氯仿中，用毛细管点于滤纸上，晾干后在紫外灯下观察荧光。

(4)薄层色谱检识

薄层板：硅胶 G 板

试　　样：补骨脂素乙醇液

异补骨脂素乙醇液

对照品：补骨脂素对照品乙醇液

异补骨脂素对照品乙醇液

展开剂：1)苯-醋酸乙酯(9∶1)

　　　　2)苯-石油醚(4∶1)每 50 ml 含丙酮 15 滴

显　　色：紫外灯下观察荧光

五、实验说明及注意事项

1. 提取药材应是未炮制过的补骨脂种子,其补骨脂素和异补骨脂素等成分含量较高。

2. 补骨脂素和异补骨脂素含内酯结构, 具有内酯类成分的通性, 可用碱提酸沉法提取, 但因补骨脂种子中含有大量油脂和糖类成分, 易与碱水发生皂化反应和形成胶状物, 致使难以滤过, 降低收得率, 故选用 50%乙醇提取而不用碱溶酸沉法提取。

3. 由补骨脂种子中提取所得的精制品, 为补骨脂素和异补骨脂素的混合物结晶, 两者含量近于 1∶1, 但随药材品种、质量等不同而有差异。在进行干柱色谱分离之前, 应先进行薄层色谱检查, 了解两者含量情况。因两者皆具有光敏作用, 均为有效成分, 故临床应用时, 不必将两者分开。

六、思　考　题

1. 从中药中提取香豆素类成分还有哪些方法？
2. 异羟肟酸铁反应的机理是什么？

参 考 文 献

刘桦, 白焱晶, 陈亚云, 等. 2008. 中药补骨脂化学成分的研究. 中国中药杂志, 33(12)：1410-1412.

刘志林, 张相年, 赵树进, 等. 2005. 补骨脂中补骨脂素的提取及纯化. 第一军医大学学报, 25(6)：751-752.

张红莲, 王雅楠, 王建华. 2010. 补骨脂化学成分及药理活性研究概况. 天然产物研究与开发, 2：909-913, 918.

实验十 秦皮中七叶苷、七叶内酯的提取分离和鉴定

秦皮为木樨科白蜡树属植物白蜡树（*Fraxinus Chinensis* Poxb）或苦沥白蜡树（*F. rhynchophylla* Hance）或小叶白蜡树（*F. bungeana* DC）的树皮，味苦，性微寒。具有清热、燥湿、收涩作用。主治温热痢疾、目赤肿痛等症。

秦皮中含有多种内酯类成分及皂苷、鞣质等，其中主要有七叶苷、七叶内酯、秦皮苷及秦皮素等。多有抗菌消炎的生理活性，七叶内酯对细菌性痢疾、急性肠炎有较好治疗效果，兼有退热作用，毒副作用小，几无苦味，适于小儿服用。

一、秦皮中主要成分的结构及性质

1. 七叶苷（esculin）：又叫秦皮甲素、马粟树皮苷，白色粉末状结晶，mp 205～206℃。易溶于热水（1∶15），可溶于乙醇（1∶24），微溶于冷水（1∶610），难溶于乙酸乙酯，不溶于乙醚、氯仿，在稀酸中可水解，水溶液中有蓝色荧光。

2. 七叶内酯（esculetin）：又名秦皮乙素，黄色针状结晶，mp 276℃。易溶于沸乙醇及氢氧化钠溶液，可溶于乙酸乙酯，稍溶于沸水，几不溶于乙醚、氯仿。

3. 秦皮苷（fraxin）：mp 205℃。

4. 秦皮素（fraxetin）：mp 227～228℃。

二、实 验 原 理

七叶苷、七叶内酯均能溶于沸乙醇，可用沸乙醇将二者提取出来，再利用二者在乙酸乙酯中的溶解性不同而分离之。

三、实 验 方 法

1. 提取：取秦皮粗粉 150 g 于索氏提取器中，加 400 ml 乙醇回流 10～12 小时，得乙醇提取液，减压回收溶剂至浸膏状，即得总提取物。

2. 分离：在上述浸膏中加 40 ml 水加热溶之，移于分液漏斗中，以等体积氯仿萃取二次，将氯仿萃取过的水层蒸去残留氯仿后加等积乙酸乙酯萃取二次，合并乙酸乙酯液，以无水硫酸钠脱水，减压回收溶剂至干，残留物溶于温热甲醇中，浓缩至适量，放置析晶，即有黄色针状结晶析出，滤出结晶。甲醇、水反复重结晶，即得七叶内酯。

将乙酸乙酯萃取过的水层浓缩至适量，放置析晶，即有微黄色晶体析出，滤出结晶。以甲醇，水反复重结晶，即得七叶苷。

（三）鉴定

（1）化学检识：取七叶苷、七叶内酯各少许分别置试管中，加乙醇 1 ml 溶解。加 1% $FeCl_3$ 溶液 2～3 滴，显暗绿色，再滴加浓氨水 3 滴，加水 6 ml，日光下观察显深红色。

（2）薄层鉴定

吸附剂：硅胶 G

样品：七叶苷、七叶内酯标准品及自制七叶苷、七叶内酯的醇溶液。

展开剂：甲醇-甲酸乙酯-甲苯（1：4：5）

显色：1）UV_{254} 灯下观察，七叶苷为灰色荧光，七叶内酯为灰褐色。

　　　　2）以重氮化对硝基苯胺喷雾显色，七叶苷和七叶内酯均呈玛瑙色。

结果：七叶苷 $R_f=0.04$，七叶内酯 $R_f=0.28$

实验十一　沸水法提取黄芩苷

黄芩为唇形科植物黄芩 *Scutellaria baicalensis* Georgi 的干燥根，又名元芩、枯芩，首载于《神农本草经》，为常用中药，同属植物共有 300 多种，广布世界各地，我国有 101 种及 29 个变种，主产于河北、山西、内蒙古、辽宁等省区。具有清热燥湿、泻火解毒、止血安胎的功效，临床上用于呼吸道感染、急性扁桃体炎、急性咽炎、肺炎及痢疾等病。

一、实 验 目 的

1. 掌握从黄芩中提取黄芩苷的原理、方法及操作要点。
2. 掌握黄芩苷的结构鉴定原理及方法。

二、实 验 原 理

黄芩含多种黄酮类化合物，主要为黄芩苷、黄芩素、汉黄芩苷、汉黄芩素、7-甲氧基黄芩素、7-甲氧基去甲基汉黄芩素等。黄芩苷（Baicalin）为淡黄色晶体，熔点 223℃，不溶于水，难溶于甲醇、乙醇、丙酮，可溶于热醋酸，易溶于二甲基甲酰胺、吡啶等碱性溶液。黄芩苷含量为 4.0%~5.2%，是抗菌消炎针剂"银黄针"的主要成分，有清热泻火之功。苷元为 5，6，7-三羟基黄酮，又称黄芩苷元。黄芩苷在一定温度和湿度下能酶水解成黄芩素及葡萄糖醛酸。黄芩素分子中具有邻三酚羟基，性质不稳定，在空气中易氧化成醌式结构显绿色。所以在储藏、加工炮制及提取过程中应注意防止黄芩苷的酶解、氧化，以减少有效成分的破坏。

黄芩苷有多个酚羟基、羧基，显酸性，在植物中常以盐的形式存在。故用沸水法提取，再将提取液调至酸性，黄芩苷即析出并在加热过程中絮凝，经过滤处理而与其他杂质分离。黄芩苷结构如下：

三、实 验 内 容

1. 黄芩苷的提取分离方法(沸水提取法)

(1)水提：称取黄芩粗粉 50 g，置于 1000 ml 烧杯中，加 8 倍量水(400 ml)，加热煮沸 1 小时，如此 2 次，合并提取液。

(2)酸沉：将提取液加浓盐酸至 pH 1～2，加热至 80℃左右保温半小时后，放冷析出结晶，抽滤。

(3)成盐除杂：收集粗品，加入 8 倍量水，搅匀，用 40%氢氧化钠调至 pH 7，溶解，过滤，取滤液，加等量乙醇，使黄芩苷成钠盐溶解，滤除杂质。

(4)往滤液中滴加浓盐酸至 pH 1～2，充分搅拌，50℃下保温半小时使黄芩苷析出，滤取沉淀，以 10 ml 乙醇洗涤，干燥，得黄芩苷。再以 7 倍量 95%乙醇洗涤，干燥，得较纯的黄芩苷(图 2-11-1)。

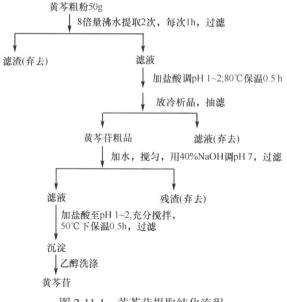

图 2-11-1 黄芩苷提取纯化流程

2. 黄芩苷的鉴定

(1)定性反应

1)盐酸-镁粉反应：取黄芩苷适量，用甲醇溶解，加 2 滴浓盐酸，再加少许粉，观察颜色变化。

2)ZrOCl₂/枸橼酸反应：先滴加 ZrOCl₂，观察颜色变化；再滴加枸橼酸，观察颜色变化。

3) Molish 反应：滴加 a-萘酚，再滴加浓硫酸，观察液体界面颜色变化。

4) 薄层色谱法（TLC）

吸附剂：硅胶 G 薄层层析板

展开剂：乙酸乙酯-甲醇-甲酸-水（5∶2∶0.5∶0.5）

方法：点样，上行展开，吹干，喷 1% $AlCl_3$ 显色剂，即显色。

(2) 黄芩苷的紫外光谱

(3) 黄芩苷的 NMR 波谱解析

四、注 意 事 项

1. 黄芩粉碎不可过细，否则过滤速度慢。

2. pH 过低会使黄芩苷重新溶解，降低收率。

实验十二　挥发油的定性和定量分析

挥发油（volatile oils）又称精油（essential oils），是一类具有芳香气味的油状液体的总称。在常温下能挥发，可随水蒸气蒸馏。挥发油多具有祛痰、止咳、平喘、祛风、健胃、解热、镇痛、抗菌消炎作用。挥发油在医药工业、香料工业、昆虫信息素及昆虫驱避剂等方面都有广泛的用途。

挥发油类成分在植物界分布很广，主要存在种子植物，尤其是芳香植物中。挥发油存在于植物的腺毛、油室、油管、分泌细胞或树脂道中，大多数成油滴状存在，也有些与树脂、黏液质共同存在，还有少数以苷的形式存在。挥发油在植物体中的存在部位常各不相同，随植物品种不同而差异较大。因此，为保证疗效或挥发油的化学组成，应对挥发油进行定性及定量分析。

一、目 的 要 求

1. 掌握含挥发油药材中挥发油的水蒸气蒸馏提取法。
2. 掌握挥发油主要成分检识方法。

二、实 验 原 理

挥发油的提取方法较多，主要是利用挥发油具有挥发性，能和水蒸气同时蒸出的性质而进行的水蒸气蒸馏法。蒸出的挥发油一般能和水很好地分层，可直接分出挥发油。挥发油为混合物，其组成多为脂肪族和脂环族萜类化合物，有的含有芳香族化合物。根据化合物结构所含官能团不同，用相应的检出试剂在薄层上进行检识。并采用 GC-MS 对其成分进行结构分析及定量测定。

三、实 验 内 容

1. 水蒸气蒸馏法提取挥发油。

取新疆薰衣草 *Lavendula officinalis* Chax. 药材 100～200 g，水蒸气蒸馏法提取挥发油，当挥发油提取量大于 0.5 ml 时提取结束。

安装挥发油测定器：硬质圆底烧瓶上接挥发油测定器，挥发油测定器的上端连接回流冷凝管。以上各部均用玻璃磨口连接。全部仪器应充分洗净，并检查接合部分是否严密，以防挥发油逸出。注意：装置中挥发油测定器的支管分岔处应与基准线平行。

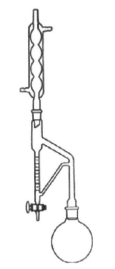

图 2-12-1　挥发油测定器

操作步骤：精密量取供试品 10 ml，置分液漏斗中，加饱和氯化钠溶液 100 ml，振摇 1～2 分钟，放置 1～2 小时，分取上层液，移入圆底烧瓶中，用热水洗涤分液漏斗数次，洗液并入圆底烧瓶中，加水 300～500 ml 与玻璃珠数粒，振摇混合后，连接挥发油测定器与回流冷凝管。自冷凝管上端加水使充满挥发油测定器的刻度部分，并溢流入烧瓶时为止。置电热套中或用其他适宜方法缓缓加热至沸，并保持微沸约 5 小时，至测定器中油量不再增加，停止加热，放置片刻，开启测定器下端的活塞，将水缓缓放出，至油层上端到达刻度 0 线上面 5 mm 处为止。放置 1 小时以上，再开启活塞使油层下降至其上端恰与刻度 0 线平齐，读取挥发油量，并计算供试品中挥发油的含量(%)(图 2-12-2)。

2. 薄层层析检识：分别用显色剂显色，定性。见附录。

样品：新疆薰衣草挥发油样品用乙醇稀释 5～10 倍，点样。

吸附剂：硅胶薄层板

展开剂：①石油醚；②石油醚-乙酸乙酯(85∶15)

显色剂：香草醛-浓硫酸或茴香醛-浓硫酸

3. 挥发油的物理常数测定(见《中国药典》附录)

(1)挥发油的比重测定

(2)折光率测定

(3)比旋度测定

(4)凝点测定

4. 挥发油定量分析

气相色谱-质谱(GC/MS)联用法：该法已成为对化学组成极其复杂的挥发油进行定性分析的一种有力手段。现多采用气相色谱-质谱-数据系统联用(GC/MS/DS)技术，大大提高了挥发油分析鉴定的速度和研究水平。分析时，首先将样品注入气相色谱仪内，经分离后得到的各个组分依次进入分离器，浓缩后的各组分又依次进入质谱仪。质谱仪对每个组分进行检测和结构分析，得到每个组分的质谱，通过计算机与数据库的标准谱对照的组分，则可根据质谱碎片规律进行解析，并参考有关文献数据加以确认。

采用 GC-MS 技术分析新疆薰衣草 *Lavendula officinalis* Chax.花中挥发油成

分，从新疆薰衣草花精油中共分析出 30 种化学成分(图 2-12-2，表 2-12-1)。

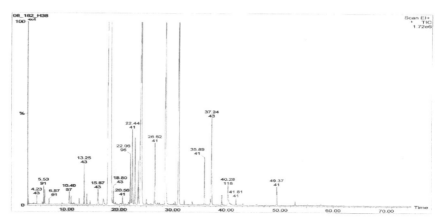

图 2-12-2　新疆薰衣草花挥发油总离子流图

表2-12-1　新疆薰衣草花挥发油的化学组成及相对含量

峰号	质谱检出物	分子式	相对分子质量	相对含量/%
1	环己烷	C_6H_{12}	84	0.28
2	乙苯	C_8H_{10}	106	0.16
3	1-甲氧基-2-丙基乙酸酯	$C_6H_{12}O$	132	0.25
4	1-辛烯-3-醇	$C_8H_{16}O$	128	0.23
5	3-辛酮	$C_8H_{16}O$	128	0.11
6	乙酸己酯	$C_8H_{16}O_2$	144	0.09
7	桉油精	$C_{10}H_{18}O$	154	0.58
8	β-罗勒烯	$C_{10}H_{16}$	136	0.15
9	顺-氧化里那醇	$C_{10}H_{18}O_2$	170	0.38
10	反-氧化里那醇	$C_{10}H_{18}O_2$	170	0.25
11	芳樟醇	$C_{10}H_{18}O$	154	54.42
12	辛烯-1-醇乙酸酯	$C_{10}H_{18}O_2$	170	0.25
13	樟脑	$C_{10}H_{16}O$	152	0.15
14	龙脑	$C_{10}H_{16}O$	154	1.14
15	薰衣草醇	$C_{10}H_{18}O$	154	2.09
16	4-甲基-1-异丙基-3-环己烯-1-醇	$C_{10}H_{18}O$	154	1.57
17	异丙基环己烯酮	$C_9H_{14}O$	138	0.93
18	α-松油醇	$C_{10}H_{18}O$	154	11.37
19	橙花醇	$C_{10}H_{18}O$	154	1.59
20	乙酸芳樟酯	$C_{12}H_{20}O_2$	196	1029
21	橙花醇乙酸酯	$C_{12}H_{20}O_2$	196	8.97
22	1-马鞭草烯酮	$C_{10}H_{14}O$	150	0.09

续表

峰号	质谱检出物	分子式	相对分子质量	相对含量/%
23	3，7-二甲基-2，6-辛二烯-1-醇	$C_{12}H_{20}O_2$	196	0.96
24	甲基-3-(1-亚甲基乙基)环己醇	$C_{12}H_{18}O_2$	194	0.12
25	乙酸香叶醇	$C_{12}H_{20}O_2$	196	2.01
26	异石竹烯	$C_{15}H_{24}$	204	0.22
27	香豆素	$C_9H_6O_2$	146	0.71
28	金合欢烯	$C_{15}H_{24}$	204	0.14
29	氧化石竹烯	$C_{15}H_{24}O$	220	0.37
30	香榧醇	$C_{15}H_{24}O$	220	0.08

四、思　考　题

(1) 如何分离挥发油的各化学组分？

(2) 当挥发油在水中溶解度较大时，如何将挥发油从水中分离出来？

实验十三　酸枣仁中酸枣仁皂苷 A 和 B 的分离与鉴定

中药酸枣仁为鼠李科落叶灌木或小乔木植物酸枣 *Ziziphus jujuba* Mill. var. spinosa（Bunge）Hu ex H.F.Chou 的成熟种子，主产于河北、陕西、山西等地。秋末冬初果实成熟时采收。取出种子，晒干，生用或炒用，用时打碎。具有养心安神作用，改善睡眠质量。对心悸、怔忡有一定效果。有镇静、催眠、抗惊厥、镇痛和降温作用，能抗心律失常、改善心肌缺血、降血压、降血脂，还能增强免疫功能和抗血小板聚集，并有兴奋子宫作用。

一、实 验 目 的

1. 学习皂苷类化合物的提取分离方法。
2. 掌握 Sephadex LH-20 的结构、性质、分离原理、使用方法及应用范围。
3. 了解皂苷类化合物结构鉴定方法。

二、实 验 原 理

本品含多量脂肪油和蛋白质，另含白桦酯酸、多糖、酸枣仁皂苷及黄酮类化合物等。现已证明酸枣皂苷是其镇静催眠、镇痛、抗惊厥、降温作用的药效成分。皂苷中酸枣仁皂苷 A 和 B（jujuboside A & B）的含量最高，皂苷元为达玛烷型三萜（表 2-13-1）。

表2-13-1　酸枣仁皂苷A和B的物理性质

名称	性状	分子式	mp℃	溶解度	旋光度	分子量
酸枣仁皂苷 A	白色粉末	$C_{58}H_{94}O_{26}$	243～246	醇、稀醇、水	-20.5	1206
酸枣仁皂苷 B	白色粉末	$C_{52}H_{84}O_{21}$	228～231	醇、稀醇、水	-14.5	1044

三、实 验 内 容

1. 酸枣仁皂苷的提取与纯化

（1）脱脂：称取酸枣仁粗粉 200 g，装入 1000 ml 圆底烧瓶中，加入适量乙酸乙酯（以没过药材 1～2 cm 为宜，约 500 ml），加热回流 1 h，倾出提取液，纱布过滤，药渣再用乙酸乙酯（约 400 ml）回流提取两次，分别为 0.5 h，倾出提取液，纱布过滤。

（2）提取：药渣用 50%乙醇 500 ml 回流提取 3 次，每次 1，0.5，0.5 小时，倾出提取液，纱布或棉花过滤，合并提取液。

（3）纯化：50%乙醇提取液经减压浓缩至无醇味，加水至 150 ml 混悬，用正丁醇萃取 3 次，每次 150 ml，合并正丁醇萃取液，减压回收至 150 ml 左右，用 5% NaOH 萃取 1~2 次，正丁醇层用正丁醇饱和的水洗至中性（注意：水洗次数较多），或正丁醇层先用少量 0.5%的稀盐酸调至近中性（注意：盐酸不要过量，且在短时间内完成）后，再用正丁醇饱和的水洗至中性，减压回收正丁醇至干，得棕黄色黏稠物（酸枣仁总皂苷）（图 2-13-1）。

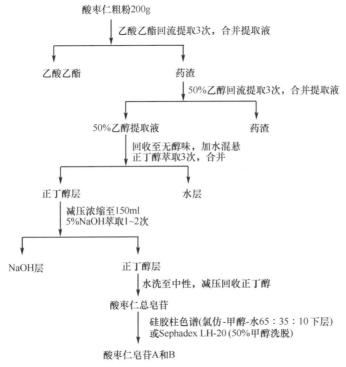

图 2-13-1　酸枣仁皂苷 A 和 B 的提取分离流程

2. 酸枣仁皂苷的检识

方法：硅胶薄层色谱

样品：酸枣仁总皂苷甲醇溶液；酸枣仁皂苷 A 对照品甲醇溶液；酸枣仁皂苷 B 对照品甲醇溶液

溶剂系统：①氯仿-甲醇-水（65：35：10 下层）；②水饱和正丁醇

显色剂：10%硫酸乙醇溶液或三氯化锑氯仿饱和溶液（喷雾后 90℃加热 5~10 min）

3. 酸枣仁皂苷 A 和 B 的分离

（1）硅胶柱色谱：取酸枣仁总皂苷 2 g，用甲醇溶解后吸附在 4 g 硅胶上，挥去溶剂后制成供柱色谱用的样品。取 50 cm×4 cm 玻璃柱，装入柱色谱用硅胶（200~300

目)100 g,然后上样,并在样品上层盖一层保护硅胶,用氯仿-甲醇-水(65∶35∶10下层)洗脱,收集洗脱液,每份 20 ml,至酸枣仁皂苷 A 全部洗出即停止洗脱。TLC 检识,合并相同 R_f 值的流份,回收至干,丙酮重结晶即得酸枣仁皂苷 A。

(2)葡聚糖凝胶:取 50 g Sephadex LH-20 经 50%甲醇充分浸泡溶胀 3 小时以上,湿法装柱(30 cm×2 cm)。取酸枣仁总皂苷 1 g,用 50%甲醇 10 ml 溶解,滤除不溶性杂质后,取滤液湿法上样,50%甲醇洗脱,收集洗脱液,每份 10 ml,至酸枣仁皂苷 B 全部洗出即停止洗脱(注意:上样和洗脱时流速不要太快)。TLC 检识,合并相同 R_f 值的流份,回收至干,丙酮重结晶即得酸枣仁皂苷 B。Sephadex LH-20 用甲醇洗涤干净,回收。

4. 酸枣仁皂苷 A 和 B 的结构鉴定

(1)纯度检查:TLC 条件

(2)显色反应:① Liebermann-Burchard 反应;② Molish 反应。

(3)酸枣仁皂苷 A 和 B 的水解:取酸枣仁皂苷 A 和 B 纯品各 20 mg,用 10%盐酸-甲醇 10 ml 回流水解 1 h,加入水 5 ml,回收甲醇,水层用氯仿萃取 3 次,回收氯仿后,用硅胶薄层检识(展开剂:石油醚-乙酸乙酯 65∶35),用对照品伊比林内酯(酸枣仁皂苷 A 和 B 的苷元)对照,R_f 一致。氯仿萃取后的水层用碳酸钡中和至中性,过滤,取滤液浓缩至干,甲醇溶解,用纸层析进行糖的鉴定。

(4)糖的纸层析

样品:水解后的糖样品甲醇液;葡萄糖、鼠李糖、木糖、阿拉伯糖对照品甲醇液

展开剂:正丁醇-醋酸-水(6∶2.5∶1)

显色剂:草酸苯胺显色剂(喷雾后 90℃加热 5～10min)

(5)测定酸枣仁皂苷 A 和 B 的物理常数:熔点,比旋度。

(6)测定酸枣仁皂苷 A 和 B 的波谱数据。

四、注 意 事 项

1. 酸碱法纯化酸枣仁皂苷的过程中,注意操作一定要迅速,尤其是用稀酸将正丁醇洗至中性时,一定注意盐酸不要过量,否则会导致皂苷水解而产生次生产物。

2. 采用 Sephadex LH-20 湿法装柱前,务必用 50%甲醇充分溶胀,上样的样品必须为澄清透明溶液。

五、思 考 题

1. 酸枣仁由于含有多量脂肪油,必需脱脂,除了本实验中的方法外,还有哪些脱脂方法?

2. 酸枣仁皂苷 A 和 B 经硅胶柱色谱和 Sephadex LH-20 柱色谱分离,洗脱顺序有何不同?并解释原因。

实验十四　穿山龙中薯蓣皂苷元的提取分离与检识

薯蓣皂苷元(Diosgenin)是一种甾体皂苷元，分子式 $C_{27}H_{42}O_{31}$，分子量 414.61，为白色结晶，mp 204～207℃，$[\alpha]_D^{25} = -129.3°(CHCl_3)$，溶于一般有机溶剂和醋酸，不溶于水。目前，是制造多种甾体药物如口服避孕药(Ⅰ号，Ⅱ号避孕药片)和甾体激素(如可的松)等的重要原料。

薯蓣皂苷元存在于薯蓣科(Dioscoreaceae)植物中，一般含量为 1%～3%。我国薯蓣科植物资源丰富，种类亦多，分布南北各地，其中作为薯蓣皂苷元生产原料的植物，主要有盾叶薯蓣(*Dioscorea zingiberesis* C.H.Wright)，俗称黄姜、穿龙薯蓣(*D. nipponica* Makino)俗称穿山龙，用其根茎提取薯蓣皂苷元。

本实验以穿山龙为原料，穿山龙中含有多种甾体皂苷，有水溶性皂苷和水不溶性皂苷，结构多数不详，总皂苷水解可得薯蓣皂苷元，其含量可达 1.5～2.6%。

一、目 的 要 求

1. 掌握亲脂性中性成分(甾体皂苷元)的提取方法。
2. 掌握薯蓣皂苷及薯蓣皂苷元的性质和检识方法。

二、实 验 原 理

薯蓣皂苷元在植物体内与糖结合成苷，但经水解可得薯蓣皂苷元和单糖，利用薯蓣皂苷元不溶于水，易溶于有机溶剂的性质，可用石油醚连续回流将其提取出来。

三、实验方法及注意事项

[方法一]　薯蓣皂苷的提取和水解

取穿山龙粗粉 50 g，加 70%乙醇回流提取 1 小时，过滤得滤液，减压浓缩滤液至无醇味，水层用石油醚脱脂，再用 100 ml 水饱和正丁醇萃取，分取正丁醇层减压浓缩至小体积，于浓缩液中加入 5 倍量丙酮，即析出沉淀，过滤，沉淀用水洗涤数次，得粗薯蓣皂苷。取粗薯蓣皂苷，加甲醇重结晶，即得精制属于皂苷。

取薯蓣皂苷 0.5 g，加 2 mol/L 的盐酸甲醇溶液 20 ml，回流 2 小时，加水 40 ml 稀释，蒸去甲醇，放冷析晶，过滤，结晶加 20 ml 乙醇回流使薯蓣皂苷元溶解，趁热抽滤，放置析晶，抽滤，得薯蓣皂苷元。

[方法二] 薯蓣皂苷元直接提取分离方法

穿山龙粗粉(50 g)置圆底烧瓶中，加水 200 ml，浓 H_2SO_4 20 ml，室温浸泡 24 小时，文火加热回流 4～6 小时，放冷，倾出酸水液。酸性药渣用清水漂洗三次，然后将药渣倒入乳钵中，加 Na_2CO_3 粉末反复研磨，调 pH 至中性、水洗、抽干。中性药渣低温(80℃)干燥 12 小时。干燥药渣置索氏提取器中，以石油醚(60～90 ℃沸程)为溶剂连续回流提取 4～5 小时。取石油醚提取液回收石油醚至剩 10～15 ml 时，迅速倾入小三角瓶中、放置使充分冷却，析晶抽滤，用少量冷石油醚洗二次，抽干得薯蓣皂苷元粗品。薯蓣皂苷元粗品用无水 EtOH 或 $CHCl_3$-MeOH(1：3)重结晶，得薯蓣皂苷元精制品，干燥、称重、计算收率(图 2-14-1)。

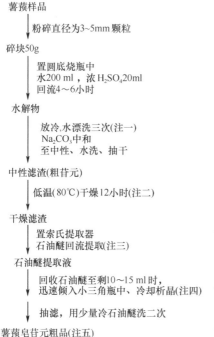

图 2-14-1　薯蓣皂苷元提取分离流程

1. 皂苷的检识

(1)泡沫试验：取供试液 2 ml 于试管中，紧塞试管口后猛力振摇，试管内液体则产生大量的持久性的似蜂窝状泡沫(示有皂苷)。

(2)溶血试验：取 2%血球悬浮液 1 ml，加生理盐水 8 ml，再加上述供试液 1 ml，混合均匀后放置，几分钟内则溶液由红色混浊变成红色透明，产生溶血现象(示有皂苷)。

(注：此试验可同时作空白对照比较现象则更为明显。操作方法相同，只以生理盐水 1 ml 代替供试液即可。)

(注一)原料经酸水解后应充分洗涤呈中性，以免烘干时炭化。

(注二)在干燥水解原料的过程中，应注意压散团块和勤翻动，以利快干。

(注三)在连续回流提取过程中，由于使用的石油醚极易挥发损失，故水浴温度不宜过高，能使石油醚微沸即可。此外可加快冷凝水的流速，以增加冷凝效果。欲检查有效

成分是否提取完全，可取抽提器中提取液数滴，滴于白瓷皿中，挥散溶剂、观察

有无残留物。然后进行醋酐-浓硫酸反应。若反应呈阴性，示已提取尽。

（注四）回收石油醚的蒸馏操作，不必另换蒸馏装置。只将索氏提取器中的滤纸筒取出，再照原样装好，继续加热回收烧瓶中的溶剂，待溶剂液面增高至虹吸管顶部弯曲处 1 cm 处，暂停回收，取下抽提器，将其中石油醚移置另外容器中。如此反复操作，即可完成回收石油醚的操作。

（注五）所得薯蓣皂苷元粗品可作熔点测定，若测定不合格时再进行重结晶处理。

2. 薯蓣皂苷元的鉴定

（1）物理常数的测定：mp 204～207℃，$[\alpha]_D^{25} = -129º$(C=1.4，氯仿)。

（2）化学检识

1）醋酐-浓硫酸反应(Liebermann-Burchard 反应)

取样品少许，置白瓷皿中，加冰醋酸 0.5 ml 使溶解，续加醋酐 0.5 ml 搅匀，再于溶液的边沿滴加 1 滴浓硫酸，液体则呈现紫红色，最后变为乌绿色。

2）氯仿-浓硫酸反应(Salkowski 反应)：

取样品少许，用 1 ml 氯仿溶解，加入 1 ml 浓硫酸后，在氯仿层出现红或蓝色，硫酸层有绿色荧光出现。

（3）薄层层析

吸附剂：硅胶 CMC-Na 薄层板

样　品：5%自制薯蓣皂苷元的乙醇液

对照品：5%薯蓣皂苷元对照品的乙醇液

展开剂：苯-乙酸乙酯(8：2)；石油醚-乙酸乙酯(7：3)

显色剂：25%磷钼酸的乙醇溶液(喷洒后 110℃加热 5 分钟)

（4）紫外吸收光谱的测定：取样品 5 mg，加入浓 H_2SO_4 10 ml，在 40℃水浴上加热 1 小时，放冷，测定。薯蓣皂苷元应有以下最大吸收峰：

λ_{max}	271 nm	415 nm	514 nm
ε	3.99	4.06	3.64

四、思 考 题

（1）甾体皂苷可用哪些反应进行鉴定？

（2）试设计一种从穿山龙中提取薯蓣皂苷的工艺流程，并说明提取、分离原理。

（3）使用石油醚作提取溶剂时，操作中应注意哪些事项？

参 考 文 献

长春中医学院中药化学教研室编. 1988. 中药化学实验.

冀春茹等. 1986. 中药化学实验技术与实验. 郑州：河南科学技术出版社.

实验十五　粉防己生物碱的提取分离与鉴定

汉防己为防己科千金藤属物防己 *Stephania tetrandra* S. Mcore 的根，是祛风解热镇痛药物，其有效成分为生物碱，主要是汉防己甲素和汉防己乙素。临床上除用作治疗高血压、神经性疼痛、抗阿米巴原虫外，还将粉防己生物碱的碘甲基、或溴甲基化合物作为肌肉松弛剂应用，此外汉防己甲素在动物实验中有抗癌和扩张血管的作用。

一、目 的 要 求

通过汉防己中几种生物碱的提取分离和鉴定，要求掌握：

1. 生物碱的一般提取方法。
2. 用低压柱层析分离，纯化单体的方法及薄层层析鉴定。

二、已知生物碱的结构和性质

汉防己根中总生物碱含量为 1.5%～2.3%，主要为汉防己甲素，含量约 1%，汉防己乙素，含量约 0.5%；轮环藤酚碱，含量为 0.2%；以及其他数种微量生物碱。

1. 汉防己甲素(Tetrandrine，汉防己碱，粉防己碱)：无色针晶，不溶于水和石油醚，易溶于乙醇、丙酮、乙酸乙酯、乙醚和氯仿等有机溶剂及稀酸水中，可溶于苯，mp 216℃，有双熔点现象，自丙酮中结晶者，150℃左右熔后加热又固化，至213℃复熔。

R=CH₃ 　　　　汉防己甲素
R=H 　　　　　汉防己乙素

2. 汉防己乙素(Fangchinoline，又称防己诺林碱，去甲粉防己碱)：溶解行为与汉防己甲素相似，因有一个酚羟基，故极性较汉防己甲素稍高，在苯中的溶解度小于汉防己甲素而在乙醇中又大于汉防己甲素。藉此可以相互分离，用不同溶剂重结晶时，其晶形和熔点不同：

溶剂	晶型	mp(℃)
乙醇	细棒状结晶	240～245
甲醇	细棒状结晶	177～179
丙酮	六面粒状晶	134
吡啶-甲醇		121～122
环己烷-EtocAc		156

3. 轮环藤酚碱(Cylanoline)：为水溶性季铵生物碱，不溶于极性溶剂，氯化物为无色，八面体状结晶，mp 214～216℃，碘化物为无色绢丝状结晶，mp 185℃；苦味酸盐为黄色结晶，mp 154～156℃。

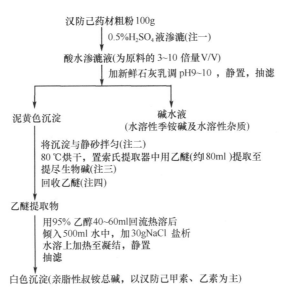

三、生物碱的提取分离

1. 总生物碱的提取和亲脂性与亲水性生物碱的分离(图 2-15-1)

```
汉防己药材粗粉100g
    │ 0.5%H₂SO₄液渗漉(注一)
酸水渗漉液(为原料的3~10 倍量V/V)
    │ 加新鲜石灰乳调 pH9~10，静置，抽滤
    ┌────────────────┴────────────────┐
泥黄色沉淀                         碱水液
    │                         (水溶性季铵碱及水溶性杂质)
    │ 将沉淀与静砂拌匀(注二)
    │ 80℃烘干，置索氏提取器中用乙醚(约l 80ml )提取至
    │ 提尽生物碱(注三)
    │ 回收乙醚(注四)
乙醚提取物
    │ 用95% 乙醇40~60ml回流热溶后
    │ 倾入500ml 水中，加30gNaCl 盐析
    │ 水溶上加热至凝结，静置
    │ 抽滤
白色沉淀(亲脂性叔铵总碱，以汉防己甲素、乙素为主)
```

图 2-15-1 汉防己生物碱的提取

（注一）将汉防己粗粉加适量酸水液，以能将生药粉末润湿为度（约 150 ml），充分拌匀，放置半小时，均匀而致密地装入渗筒内，用锥形瓶底部或其他平底工具压紧，供渗漉用，流速约 1.5 ml/min。

（注二）净砂必须事前洗净烘干，拌和量最好不要超过 120 g，以免索氏提取器一次装不下或装得过多。提不尽生物碱。

（注三）检查生物碱是否提尽的方法，是取最后一次乙醚提取液约数滴，挥去乙醚，残渣加 5% HCl 0.5 ml 溶解后，加改良碘化铋钾试剂一滴，无沉淀析出或明显浑浊时，表明生物碱已提尽，或基本提尽。反之，应继续提取。

（注四）先将提取器内滤纸筒取出。然后将提取玻筒内最后一次乙醚提取液倾出（另器贮存），再将提取玻筒安装好，继续加热，回收烧瓶中乙醚于玻筒中，至烧瓶内的乙醚提取液体积较小时，停止回收，将烧瓶中乙醚提取液倾出。

2. 低压柱层析分离汉防己甲素和乙素：低压柱层析在低压下（$0.5\sim3$ kg/cm^2，一般 $0.3\sim1.2$ kg/cm^2）采用颗粒直径介于经典柱层析（$100\sim200$ μm）和 HPLC（~37 μm）之间的薄层层析用硅胶（或氧化铝）H 或 G（$50\sim75$ μm）作为填充剂的一种柱层析柱，其基本原理与 HPLC 相同，分离效果也介于经典柱与 HPLC 之间，用减压干法装柱，铺层紧密均匀，层析带分布集中整齐，同时薄层层析的最佳分离溶剂系统可以直接用于低压柱层析，它是一种分离效果较好，设备简单，操作方便，快速的方法。适宜于天然产物的常量制备性分离。

（1）装柱：减压干法装法，层析柱规格：柱长 30 cm，内径 2 cm，共装硅胶约 30 g（高约 22 cm）。

（2）拌样加样：取汉防己碱约 150 mg，加少量丙酮热溶（刚溶为度）用滴管加到 1.5 g 硅胶上，仔细拌匀，水浴上蒸干，碾细，通过一个长颈漏斗小心加在柱顶，轻轻垂直顿击，待样品表面平整不拌动时，上面再盖 $1\sim2$ cm 高的空白硅胶，再加盖一圆形滤纸片，压紧。

（3）洗脱：先检查从空压机至层析柱各阀门管道是否正常，关紧各个阀门，开动空压机至额定压力（5.8 kg/cm^2）待用。用滴管顺层析柱柱壁仔细加入少量洗脱剂（环己烷-醋酸乙酯-二乙胺=6：2：0.8），当液面达到一定高度时，再一次加入其余洗脱剂（共约 250 ml），迅速在柱顶上装上玻璃标口塞接头，用铁夹压紧（防加压时接头冲开），小心开启空压机阀门，再开针形阀和空气过滤减压器（注意：压力过大。玻璃柱会炸，一般 2 kg 是安全的，必要时可戴防护面罩）调动所需压力，$0.6\sim1.2$ kg/cm^2，约 40 分钟后流出，控制流速 1 ml/min，每 10 分钟左右一管，收 $12\sim15$ 份，洗脱全过程约 3 小时。

（4）检查：各流份分别移入小玻璃蒸发器中，于水浴上浓缩，分别通过 TLC 检查（吸附剂：硅胶 G；展开剂：环己烷-乙酸乙酯-二乙胺=6：3：1；显色剂：改良碘化铋钾试剂喷雾），以汉防己甲素、乙素为标准品对照，合并相同组分，分别获得甲、乙素粗品，用丙酮重结晶，测定 mp。

四、鉴 定 方 法

1. 衍生物制备：取汉防己甲素 0.2 g，溶于 2 ml 丙酮中，滴加苦味酸饱和水溶液至不再析出黄色沉淀为止，抽滤收集沉淀，顺次以少量水乙醚洗涤，乙醇重结晶，得汉防己甲素苦味酸盐，mp 235～242℃。

2. 有机胺碱的 TLC

吸附剂：薄层层析硅胶 G，用 0.3% CMC-Na 水液制板，110℃活化 1 小时。

样品：分离出的汉防己甲素、汉防己乙素、总碱

展开剂：环己烷- EtOAc-NHEt$_2$（6∶2∶1）

显色剂：改良碘化铋钾试剂（展开后用电吹风吹干再喷显色剂，以免二乙胺干扰）

现象：汉防己甲素显色后呈淡棕色，2 小时左右就褪色，而汉防己乙素呈棕色，久置不褪色，可帮助其辨认。

实验十六　氧化苦参碱的提取、分离及鉴定

苦参为豆科槐属植物苦参（*Sophora flavescens* Ait）的根。味苦性寒，有清热利湿、祛风杀虫、解毒等功效。主要用于健胃整肠、治疗痢疾、黄疸、痈疮等症，外用治皮肤疥癣等。

生物碱是苦参中的主要有效成分，主要有苦参碱、氧化苦参碱、羟基苦参碱、N-甲基金雀花碱、巴普叶碱、安那吉碱、苦参醇碱、苦参烯碱等。研究证明，苦参中的生物碱具有多种生理活性和药理作用，苦参总碱注射液有抗肿瘤作用，苦参总碱和氧化苦参碱还有减慢心率、抗心律不齐作用。

一、目 的 要 求

1. 掌握用离子交换法提取生物碱的原理和方法。
2. 掌握利用苦参总碱中各生物碱溶解性差异分离氧化苦参碱的方法。
3. 了解和熟练应用渗滤提取法及索氏提取器连续回流提取。
4. 掌握生物碱的常规性检识方法。

二、实 验 原 理

苦参生物碱有一定碱性，可与酸结合成盐，因此采用酸水提取法。总生物碱呈阳离子状态而被阳离子交换树脂所交换，再用氨水碱化后生物碱游离用有机溶剂提取。

苦参碱（matrine）可溶于冷水、氯仿、苯、二硫化硫，难溶于石油醚。氧化苦参碱（oxymatrine）为无色柱状结晶，mp 162～163℃（水合物）、207℃（无水物）；可溶于水、氯仿、乙醇，难溶于乙醚、石油醚。利用总生物碱中氧化苦参碱在乙醚中难溶而与其他生物碱分离。

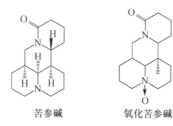

苦参碱　　　　　氧化苦参碱

三、实验方法及注意事项

1. 提取：苦参粗粉(100 g)，加 0.1% HCl 湿润 1 小时，装入渗漉筒中，以 0.1% HCl 1500 ml 渗漉，渗漉速度约 2～3 ml/min，当提取完全即终止渗漉(如何判断？)

2. 渗漉液通过装湿重 60 g 阳离子交换树脂的树脂柱进行交换，交换速度为 2～3 ml/min，当树脂完全饱和时终止实验(注意测定不同交换时间流出液 pH 的变化)。

3. 将树脂倒入烧杯中，以蒸馏水洗至洗液中性，于布氏漏斗中减压抽干，倒入搪瓷盘中晾干。将树脂置烧杯中，加入浓氨水，搅匀，加氨水量至手握成团但不黏手为度。密闭放置。

4. 将碱化树脂装入滤纸袋置索氏提取器中，以氯仿连续回流 6～10 小时，转移至分液漏斗中，分出氯仿层(油状物另存)，氯仿提取液加无水硫酸钠脱水，回收氯仿至干。以丙酮回流残留物，洗出黄白色固体，抽滤，得氧化苦参碱粗品，用丙酮重结晶即得精品。

5. 硅胶制备薄层

层析板：硅胶 GF_{254} 板

样品：氧化苦参碱的氯仿溶液

展开剂：氯仿-甲醇-氨水(15∶4∶0.5)或氯仿-甲醇(9∶2)

显色剂：改良碘化铋钾试剂

洗脱：将氧化苦参碱色带刮下，装入色谱柱中，以氯仿-甲醇(7∶3)混合溶剂洗脱至无生物碱为止，回收溶剂。残留物用丙酮溶解过滤，回收丙酮至少量，放置，待析晶完全，滤集结晶，干燥。

6. 氧化苦参碱结构鉴定

(1)纯度检查：氧化铝薄层层析法

吸附剂：中性氧化铝

样品：分离的氧化苦参碱氯仿溶液

展开剂：氯仿-甲醇(19∶1)

显色剂：改良碘化铋钾试剂喷雾。

【注意事项】

1. 阳离子交换树脂型号较多，其选择、上柱前的处理及再生需掌握。

2. 碱化树脂以氯仿连续回流提取后，氯仿溶液中的水分一定要除尽，否则影响结晶效果。除用工艺中以无水硫酸钠脱水方法外，也可将回收氯仿后的残液水浴蒸水分。

四、思　考　题

(1)以反应式表示出离子交换树脂提取苦参中总生物碱的原理。

(2)苦参在渗漉中如氢离子浓度过高，通过交换树脂时对交换有何影响？

(3)试根据苦参中氧化苦参碱和苦参碱的性质设计一个用其他方法提取苦参总碱的可行工艺。

(4)制备薄层色谱的特点是什么？

参 考 文 献

冀春茹，1986. 中药化学实验技术与试验，河南科学技术出版社，251.

王国清，1991. 中草药，22(3)，11.

附　　录

附录一　天然药物化学成分常用检出试剂配制方法

（一）生物碱沉淀试剂

1. 碘化铋钾试剂：取 8 g 次硝酸铋溶于 17 ml 30%硝酸（相对密度 1.18）中，在搅拌下缓慢滴加碘化铋钾水溶液（碘化钾 27 g 溶于 20 ml 水中），静置过夜滤过，加蒸馏水稀释至 100 ml。

附：改良碘化铋钾试剂

甲液：取 0.85 g 次硝酸铋溶于 10 ml 冰醋酸中，加 40 ml 水。

乙液：取 8 g 碘化钾溶于 20 ml 水中。

将溶液甲和乙等量混合，置棕色瓶中能保存较长时间，可作生物碱沉淀试剂用。如作色谱显色剂用，需取上述混合液 1 ml 与 2 ml 醋酸、10 ml 水的比例混合即得。

2. 碘化汞钾试剂：取 1.36 g 氯化汞和 5 g 碘化钾各溶于 20 ml 水中，将两液混合后再加水稀释至 100 ml。

3. 碘-碘化钾试剂：取 1 g 碘和 10 g 碘化钾，溶于 50 ml 水中，加热溶解，加 2 ml 醋酸，再加水稀释至 100 ml。

4. 苦味酸试剂：取 1 g 苦味酸，溶于 100 ml 水中即得。

5. 硅钨酸试剂：取 5 g 硅钨酸，溶于 100 ml 水中，用盐酸调 pH 2。

6. 磷钨酸试剂：取 20 g 钨酸钠、10 g 磷酸（相对密度为 1.13）与水混合后，加热煮沸 20 分钟，稍冷后加盐酸至酸性。

7. 鞣酸试剂：取 1 g 鞣酸，加 1 ml 乙醇，溶解后加水至 10 ml。

（二）苷类检出试剂

1. 糖的检出试剂

（1）斐林试剂

甲液：取 6.93 g 结晶硫酸铜，加水至 100 ml。

乙液：取 34.6 g 酒石酸钾钠及 10 g 氢氧化钠，加水至 100 ml。

使用时甲、乙两液等量混合。

(2)α-萘酚-浓硫酸试剂

甲液：取 α-萘酚 1 g，加 95%乙醇至 10 ml。

乙液：浓硫酸。

使用时分别加入两液。

(3)氨性硝酸银试剂：取 1 g 硝酸银，加 20 ml 水溶解，小心滴加适量氨水，随加随搅拌，至开始产生的沉淀将近全部溶解为止，滤过即得。

(4)苯胺-邻苯二甲酸试剂：取 0.93 g 苯胺及 1.6 g 邻苯二甲酸，溶于 100 ml 水饱和的正丁醇中。

(5)α-去氧糖试剂

1)三氯化铁-冰醋酸试剂

甲液：取 0.5 ml 1%三氯化铁水溶液，加冰醋酸至 100 ml。

乙液：浓硫酸。使用时分别加入两液。

2)呫吨氢醇冰醋酸试剂：取 10 mg 呫吨氢醇溶于 100 ml 冰醋酸(含 1%盐酸)中。

2. 酚类检出试剂

(1)三氯化铁试剂：5%三氯化铁水溶液或乙醇溶液。

(2)三氯化铁-铁氰化钾试剂

甲液：2%三氯化铁水溶液。

乙液：1%铁氰化钾水溶液。

使用时甲、乙两溶液等量混合或分别滴加。

(3)香草醛-盐酸试剂：取 0.5 g 香草醛，溶于 50 ml 盐酸中。

(4)重氮化试剂

甲液：取 0.35 g 对硝基苯胺，溶于 5 ml 浓盐酸中，加水至 50 ml。

乙液：取 5 g 亚硝酸钠，加 50 ml 水溶解。同时取甲、乙两液等量在冰水浴中混合后备用。

本试剂系由对硝基苯胺和亚硝酸钠在强酸性条件下经重氮化作用而成。由于重氮盐不稳定，故本试剂应在临用时配制。

(5)4-氨基安替比林-铁氰化钾试剂

甲液：2% 4-氨基安替比林乙醇溶液。

乙液：8%铁氰化钾水溶液(或用 0.9% 4-氨基安替比林和 5.4%铁氰化钾水溶液)。应用时分别加入。

3. 黄酮类检出试剂

(1)盐酸-镁粉试剂：浓盐酸和镁粉。

(2)三氯化铝试剂：2%三氯化铝乙醇或甲醇溶液。

(3)碱式醋酸铅(或醋酸铅)试剂：饱和碱式醋酸铅(或饱和醋酸铅)水溶液。

（4）醋酸镁试剂：1%醋酸镁甲醇溶液。

（5）氢氧化钾试剂：10%氢氧化钾水溶液。

（6）锆-柠檬酸试剂

甲液：2%二氯氧锆甲醇溶液。

乙液：2%柠檬酸甲醇溶液。应用时分别加入。

4. 蒽醌类检出试剂

氢氧化钾试剂、醋酸镁试剂、碱式醋酸铅试剂参见黄酮类检出试剂（5）、（4）、（3）。

5. 香豆素类及内酯类检出试剂

（1）异羟肟酸铁试剂

甲液：新鲜配制的 1 mol/L 羟胺盐酸盐的甲醇溶液。

乙液：1.1 mol/L 氢氧化钾甲醇溶液。

丙液：取 1 g 三氯化铁溶于 1%盐酸 100 ml 中。应用时甲、乙、丙三溶液按次序滴加，或甲、乙两溶液等量混合滴加后再加丙液。

（2）内酯环的开环-闭环试剂

甲液：1%氢氧化钠水溶液。

乙液：2%盐酸溶液。

（3）重氮化试剂：参见酚类检出试剂（4）。

（4）4-氨基安替比林-铁氰化钾试剂：参见酚类检出试剂（5）。进行 3、4 试验时，试样应先加 3%碳酸钠水溶液，加热处理后再分别滴加试剂。

（5）间硝基苯试剂：2%间硝基苯乙醇液。

6. 强心苷类检出试剂

（1）碱性 3，5-二硝基苯甲酸试剂

甲液：2% 3，5-二硝基苯甲酸甲醇溶液。

乙液：1 mol/L 氢氧化钾水溶液。应用前甲、乙两液等量混合。

（2）碱性苦味酸试剂

甲液：1%苦味酸水溶液。

乙液：10%氢氧化钠水溶液。应用前甲、乙两液以 9∶1 混合。

（3）碱性亚硝酰铁氰化钠试剂

甲液：吡啶。

乙液：0.5%亚硝酰铁氰化钠水溶液。

丙液：10%氢氧化钠水溶液。

7. 皂苷类检出试剂

（1）溶血试验：2%血细胞生理盐水混悬液：取新鲜兔血（由心脏或耳静脉取血）适量，用洁净小毛刷迅速搅拌，除去纤维蛋白，用生理盐水反复离心洗涤至上清液无色后，量取沉降的红细胞，加入生理盐水配成 2%混悬液，贮存于冰箱内备用（贮存期 2～3 天）。

(2)醋酐-浓硫酸试剂

甲液：醋酐。

乙液：浓硫酸。

8. 氰苷类检出试剂

(1)苦味酸钠试纸：取适当大小的滤纸条，浸入苦味酸饱和水溶液中，浸透后取出晾干，再浸入 10%碳酸钠水溶液内，迅速取出，晾干即得。

(2)亚铁氰化铁(普鲁士蓝)试剂

甲液：10%氢氧化钾水溶液。

乙液：10%硫酸亚铁水溶液。

丙液：10%盐酸水溶液。

丁液：5%三氯化铁水溶液。

(三)甾体和三萜类检出试剂

1. 醋酐-浓硫酸试剂：参见皂苷类检出试剂(2)。

2. 氯仿-浓硫酸试剂

甲液-氯仿(溶解试样)。乙液：浓硫酸。

3. 三氯化锑试剂：取 25 g 三氯化锑，溶于 75 g 氯仿中(亦可用氯仿或四氯化碳的饱和溶液)。

4. 五氯化锑试剂：五氯化锑和氯仿(或四氯化碳)按 1∶4 于用前配制。

5. 间二硝基苯试剂

甲液：2%间二硝基苯乙醇溶液。

乙液：14%氢氧化钾乙醇溶液。用前等量混合。

6. 三氯醋酸试剂：取 3.3 g 三氯醋酸，溶于 10 ml 氯仿中，再加入过氧化氢 1～2 滴。

7. 香草醛-硫酸试剂：1%香草醛 60%硫酸液或取 0.5 g 香草醛溶解于 100 ml 硫酸-乙醇(4∶1)混合液中。

(四)鞣质检出试剂

1. 氯化钠-明胶试剂：取 1 g 白明胶，溶于 100 ml 10%氯化钠水溶液中。

2. 醋酸铅试剂：饱和醋酸铅水溶液。

3. 咖啡碱等生物碱试剂：0.1%咖啡碱水溶液。

4. 三氯化铁-铁氰化钾试剂：参见酚类检出试剂(5)。

（五）氨基酸、多肽和蛋白质检出试剂

1. 双缩脲试剂
甲液：1%硫酸铜水溶液。
乙液：10%氢氧化钠水溶液。
2. 茚三酮试剂：取 0.3 g 茚三酮，溶解于 100 ml 正丁醇中，再加 3 ml 醋酸即得。或取 0.2 g 茚三酮，溶于 100 ml 丙酮或乙醇中。
3. 鞣酸试剂：参见生物碱检出试剂（8）。

（六）有机酸检出试剂

溴酚蓝试剂：0.1%溴酚蓝乙醇溶液。

（七）通用试剂

1. 重铬酸钾-硫酸试剂：检查一般有机物。
显色剂：取 5 g 重铬酸钾，溶于 100 ml 40%硫酸中。
薄层检查：喷洒后加热至 150℃至斑点出现。
2. 荧光素-溴试剂：检查不饱和化合物。
甲液：0.1%荧光素乙醇溶液。
乙液：5%溴的四氯化碳溶液。喷甲液后，再用乙液熏。
喷洒后处理：喷洒荧光素溶液后，放置存有溴溶液的缸内，可于紫外灯下检查荧光，荧光素与溴化合成曙红（无荧光），而不饱和化合物则成溴加成物，保留了原有荧光；若点样量较多，则呈黄色斑点，底板呈红色。
3. 碘试剂：检查一般有机物，方法有二。
（1）将层析板放密闭缸内或瓷盘内，缸内预先放有碘结晶少许，大部分有机化合物呈棕色斑点。
（2）层析板放碘蒸汽中 5 分钟（或喷 5%碘的氯仿溶液），取出置空气中待过量的碘蒸气全部挥发后，喷 1%淀粉的水溶液，斑点转成蓝色。
4. 硫酸试剂
显色剂：5%的浓硫酸乙醇溶液，或 15%浓硫酸正丁醇溶液，或浓硫酸-醋酸（1∶1）。
喷洒后处理：空气中干燥 15 分钟，再加热至 110℃直至出现颜色或荧光。

附录二　常用显色剂配制

一、通用显色剂

1. 碘：检查一般有机物。碘蒸气对很多化合物显黄棕色。

在一个密闭的玻璃缸内予先放入碘片，使缸内空气被碘蒸气饱和，将薄层或纸层放入缸内数分钟即可显色。有时在缸内放一盛水的小杯，增加缸内的湿度，可以提高显色的灵敏度。

2. 硫酸：通用显色剂。

浓硫酸-水(1∶10)，或10%硫酸的乙醇溶液。

3. 四唑蓝试剂：还原性物质在室温或微加热时显紫色。

溶液 I：0.5%四唑蓝甲醇溶液

溶液 II：6 mol/L 氢氧化钠溶液

临用前溶液 I 和溶液 II 等量混合。

4. 铁氰化钾-三氯化铁试剂：还原性物质显蓝色，再喷 2 mol/L 盐酸溶液，则蓝色更深。

二、生物碱显色剂

1. 改良碘化铋钾试剂：生物碱和某些含氮化合物显橙红色。

取 7.3 g 碘化铋钾，冰醋酸 10 ml，加水 60 ml。

2. 碘-碘化钾试剂：生物碱显棕褐色。

碘 1 g 和碘化钾 10 g 溶于 50 ml 水中，加热，加冰乙醇 2 ml，用水稀释到 100 ml。

3. 硅钨酸试剂(沉淀试剂)：5 g 硅钨酸溶于 100 ml 水中，加盐酸至 pH 2 左右。

4. 苦味酸试剂(沉淀试剂)：1 g 苦味酸溶于 100 ml 水中。

5. 鞣质试剂(沉淀试剂)：1 g 鞣酸加乙醇 1 ml 溶解后，再加水至 10 ml。

6. 王水：浓盐酸-硝酸(1∶3)

三、苷类显色剂

1．糖的检出

（1）邻苯二甲酸试剂：喷后 105～110℃烤 10 分钟，糖显红棕色（检测还原糖）

[注]苯胺-邻苯二甲酸试剂的制备：苯胺 0.93 g，邻苯二甲酸 1.66 g，溶于水饱和正丁醇 100 ml 中。

（2）α-萘酚-硫酸试剂：喷后 100℃烤 3～6 分钟，多数糖呈蓝色，鼠李糖呈橙色。

[注]试剂制备：15%α-萘酚乙醇溶液 21 ml，浓硫酸 13 ml，乙醇 87 ml 及水 8 ml 混合后使用。

（3）Fehling 试剂：本品分甲液与乙液，应用时取等量混合，检查还原糖。

甲液：结晶硫酸铜 6.23 g，加水至 100 ml。

乙液：酒石酸钾钠 34.6 g 及氢氧化钠 10 g，加水至 100 ml。

（4）百里酚硫酚剂：喷后 120℃烤 15～20 分钟，多数糖在灰白色背景上显暗红色，继续加热则变成浅紫色。

百里酚 0.5 g 及浓硫酸 1 ml 溶于乙醇 95 ml。

2．酚类

（1）三氯化铁试剂：喷后呈溶绿色或棕红色。

5%三氯化铁水溶液或乙醇溶液。

（2）三氯化铁-铁氰化钾试剂：酚性物质呈黄色斑点。

溶液 I：2%三氯化铁水溶液。

溶液 II：1%铁氰化钾水溶液。

应用时溶液 I 和溶液 II 等体积混合。

（3）4-氨基安比林-铁氰化钾试剂

溶液 I：2%氨基安替比林乙醇溶液

溶液 II：8%铁氰化钾水溶液

使用时先喷溶液 I，再喷溶液 II 即呈色，或再放入装有 25%氢氧化铵的密闭缸中，即产生橙红至深红色。

3．蒽醌类：蒽醌及其苷本身在日光下显黄色，在紫外下则显黄红、橙色荧光，在薄层上用氨薰或喷氢氧化钾等碱溶液，则颜色变深或变色。

（1）氨气：薰后颜色加强。

（2）10%氢氧化钾甲醇溶液。

（3）3%氢氧化钠溶液或面料酸钠溶液。

（4）1%硼酸水溶液。

（5）0.5%乙酸镁甲醇溶液：喷后 90℃烤 5 分钟呈橙红色到紫蓝色。

4. 内酯、香豆素类

(1) 0.5%碘-碘化钾溶液：香豆素显各种颜色，很多其他类型化合物也显色。

(2) 稀氢氧化钠溶液：喷前喷后在短波长的紫光下观察荧光。

5. 黄酮类：黄酮类成分在紫外光下大多数显不同颜色，用氨熏，喷三氯化铝溶液或喷氢氧化钠等碱性溶液，则颜色变深或变色。

(1) 氨气

(2) 10%氢氧化钠(钾)溶液

(3) 1%或 3%三氯化铝溶液

(4) 2%乙酸镁甲醇溶液

(5) 饱和的三氯化锑的氯仿溶液：100℃烤 5 分钟

(6) 锆-枸橼酸试剂

溶液Ⅰ：2%氧氯化锆甲醇溶液

溶液Ⅱ：2%枸橼酸甲醇溶液

(7) 罗丹明-氨试剂

溶液Ⅰ：0.1%罗丹明 B 的 4%盐酸溶液

溶液Ⅱ：浓氨溶液

(8) 对氨基苯碘盐溶液

溶液Ⅰ：0.3%对氨基苯磺酸溶液

溶液Ⅱ：5%亚硝酸钠溶液

(9) 硼酸-柠檬酸试剂

溶液Ⅰ：饱和硼酸的丙酮溶液

溶液Ⅱ：柠檬酸丙酮溶液

先喷溶液Ⅰ，再喷溶液Ⅱ。

6. 强心苷类

(1) 碱性苦味酸试剂：显橙色或橙红色

1%苦味酸乙醇溶液与 5%氢氧化钠水溶液用等量混合

(2) 乙酐浓硫酸反应：乙酐-浓硫酸(2：3)加入几滴，反应液显黄→红→蓝→紫→绿反反应。

(3) 三氯乙酸-氯胺 T 试剂

溶液Ⅰ：25%三氯乙酸乙醇溶液

溶液Ⅱ：3%氯胺 T 溶液

临用前取溶液Ⅰ与溶液Ⅱ按 1：4 混合，喷后 110℃烤 10 分钟，紫外灯下观察荧光。

(4) 20%三氯化锑试剂：喷后 100℃烤 5 分钟，日光及紫外光下观察。

7. 皂苷类

(1) 溶血试验：2%红血球生理盐水混悬液。

(2) 三氯化锑氯仿溶液：喷后 90℃烤 15 分钟，显不同颜色。

(3) 三氯乙酸-乙酸(1∶2)溶液：喷后 100℃烤 20 分钟，皆显黄色。

四、萜类、甾体类显色剂

1. 香草醛-浓硫酸试剂：5%香草醛浓硫酸溶液。

2. 三氯化锑试剂：25.0 g 三氯化锑溶于 15 g 氯仿中。

五、挥发油显色剂

1. 4-氨基安替比林-铁氰化钾试剂：酚性物质显橙红至深红色。

溶液Ⅰ：2% 4-氨基安替比林乙醇溶液

溶液Ⅱ：8%铁氰化钾溶液

2. 碘化钾-冰乙酸-淀粉试剂：斑点显蓝色则为过氧化物。

溶液Ⅰ：4%碘化钾溶液 10 ml 与冰乙酸 40 ml 混合，再加锌粉一小匙过滤。

溶液Ⅱ：新鲜配制后 1%淀粉溶液。

先喷溶液Ⅰ，5 分钟后大量喷溶液Ⅱ，直喷到薄层透明为止。

六、有机酸显色剂

1. 溴酚蓝指示剂：显黄色，0.04%溴酚兰乙醇溶液，用 0.1 mol/L 氢氧化钠溶液调至微碱性。

2. 溴甲酚紫-柠檬酸试剂：溴甲酚紫 25 mg 及柠檬酸 100 mg 溶于丙酮-水 (9∶1)混合液 100 ml。

七、氨基酸、多肽、蛋白质显色剂

1. 茚三酮试剂：用于氨基酸、氨及氨基糖喷后 110℃加热至显出颜色。

试剂Ⅰ：茚三酮 0.3 g 溶于正丁醇 100 ml 中，加冰乙酸 3 ml。

试剂Ⅱ：茚三酮 0.2 g 溶于乙醇 100 ml 中。

2. 双缩脲试剂：

溶液Ⅰ：1%硫酸铜溶液。

溶液Ⅱ：40%氢氧化钠溶液

应用前溶液Ⅰ与溶液Ⅱ等量混合。

附录三　常用溶剂性质表

溶剂名称及结构	沸点	介电常数	溶解度（20～25℃）	
			溶剂在水中	水在溶剂中
石油醚	36~35℃	1.80	不溶	不溶
正己烷 C_6H_{14}	69℃	1.88	0.00095%	0.0111%
环己烷	81℃	2.02	0.010%	0.0055%
二氧六环	101℃	2.21	任意混溶	
四氯化碳 CCl_4	77℃	2.24	0.077%	0.010%
苯	80℃	2.29	0.1780%	0.063%
甲苯	111℃	2.37	0.1515%	0.0334%
间二甲苯	139℃	2.38	0.0196%	0.0402%
二硫化碳 CS_2	46℃	2.64	0.294%	<0.005%
乙醚 CH_3OCH_3	35℃	4.34	6.04%	1.468%
醋酸戊酯 $CH_3COOC_5H_{11}$	149℃	4.75	0.17%	1.15%
氯仿 $CHCl_3$	61℃	4.81	0.815%	0.072%
醋酸乙酯 $CH_3COOC_2H_5$	77%	6.02	0.08%	2.94%
醋酸 CH_3COOH	118%	6.15	任意混溶	
苯胺	184℃	6.89	3.38%	4.76%
四氢呋喃	66℃	7.58	任意混溶	
苯酚 $Ar-OH$	182℃	9.7860	8.66%	28.75%
1.1-二氯乙烷 CH_3CHCl_2	57℃	10	5.03%	<0.2%
1.2-二氯乙烷 CH_2ClCH_2Cl	84℃	10.4	0.81%	0.15%
吡啶	115℃	12.3	任意混溶	
叔丁醇 $(CH_3)_3COH$	82℃	12.47	任意混溶	
正戊醇 $C_5H_{11}OH$	138℃	13.9	2.19%	7.41%
异戊醇 $(CH_3)_2CH(CH_2)_2OH$	131℃	14.7	2.67%	9.61%
仲丁醇 $CH_3CHOHC_2H_5$	100℃	16.56	12.5%	44.1%
正丁醇 $n-C_4H_9OH$	118℃	17.8	7.45%	20.5%
环己酮	157℃	18.3	2.3%	8.0%
2-丁酮 $CH_3COC_2H_5$	80℃	18.5	24%	10.0%
异丙醇 $CH(CH_3)_2OH$	82℃	19.92	任意混溶	
正丙醇 $n-C_3H_7OH$	97℃	20.3	任意混溶	
醋酐 $(CH_3C=O)_2O$	140℃	20.7	微溶	
丙酮 CH_3COCH_3	56℃	20.7	任意混溶	
乙醇 C_2H_5OH	78℃	24.3	任意混溶	
甲醇 CH_3OH	64℃	33.6	任意混溶	
二甲基甲酰胺 $HCON(CH_3)_2$	153℃	37.6	任意混溶	

溶剂名称及结构	沸点	介电常数	溶解度（20～25℃）	
			溶剂在水中	水在溶剂中
乙腈 CH_3CN	82℃	37.5	任意混溶	
乙二醇 CH_2OHCH_2OH	197℃	37.7	任意混溶	
甘油 $CH_2OHCHOHCH_2OH$	390℃	42.5	任意混溶	
甲酸 $HCOOH$	101℃	58.5	任意混溶	
水 H_2O	100℃	80.4	任意混溶	
甲酰胺 $HCONH_2$	211℃	101	任意混溶	

附录四 天然药物中各类化学成分的检识方法

1. 挥发油和油脂

（1）油斑试验：将试液滴于滤纸上，能自然挥发或加热后挥发者可能为挥发油。如果出现持久性的透明斑点，可能为油脂。

（2）香草醛浓 HCl 试验，将试液滴于滤纸上，喷洒试剂如显紫、蓝、黄、红色可能含挥发油。（对某些酚类、萜类、甾体等皆可显色）

（3）丙烯醛试验：将试液 3 滴和倍量无水硫酸钠固体置于试管中，直火加热，甘油和甘油脂类能生成有刺激臭味的丙烯醛。（可用斐林试剂检查）

2. 蒽醌类

（1）碱液试验（Borntragers 反应）：取试液 1 ml 加 1%NaOH 溶液 1 ml，即呈红～红紫色，亦有呈蓝色者，表示可能有羟基蒽醌。

（2）醋酸镁试验：取试液 0.5 ml，加入试剂 2～3 滴，若有羟基蒽醌类，则会出现橙、蓝、紫色等。颜色随羟基数目、位置而定。

3. 香豆素

（1）荧光试验：羟基香豆素类的极稀水溶液发生蓝色荧光，加氨后呈黄色荧光。

（2）异羟肟酸铁反应：取 1 mol/L 盐酸羟胺甲醇液 0.5 ml，置于小试管中，加试液数滴，加 2 mol/L 氢氧化钾甲醇液使溶液呈碱性，在水浴上煮沸 2 分钟，冷却后滴加 5%HCl 使溶液呈酸性，加 1% FeCl₃ 溶液 1～2 滴，若出现紫红色，表现有香豆素或其他酯类，内酯化合物。

（3）取试品的乙醇液 2 ml，加 1% NaOH 液 1 ml，于沸水浴上加热 10 分钟（若有沉淀过滤除去），于澄明液中加 2% HCl 液酸化后，溶液变混浊，为内酯、香豆素类反应。

[注] 可同时取醇浸液 2 ml，不加试剂对照观察。

4. 黄酮类

（1）盐酸镁粉反应：供试品的乙醇溶液，加入浓盐酸 5 滴及少量镁粉，在沸水浴上加热 1～2 分钟，如呈现红色，表明含有游离黄酮类化合物，如不加镁粉只加浓盐酸即显红色者，可能为花青素。

[注] 多数黄酮醇、二氢黄酮、二氢黄酮醇显橙色～紫红，黄酮苷及黄酮醇苷反应不明显，查耳酮、橙酮及儿茶素类无反应。

（2）铝盐络合反应：取试样甲醇液 0.5 ml，滴加 1% AlCl₃甲醇溶液，呈深黄色，放置后出现黄色荧光者为 3，5-位游离羧基或邻二羟基黄酮类。

（3）氨熏试验：将滴有试液的滤纸，加上一滴氨水，立即置紫外灯下观察，有极明显的黄色荧光斑点。

5. 糖、低聚糖和苷类

（1）Molish 反应：取供试液 1 ml 加 10% α-萘酚 1～2 滴，振摇，倾斜试管，沿管壁加入浓硫酸 1 ml 界面出现紫红色环，表示含糖苷类。

（2）斐林反应：取试品水溶液 1～2 ml，加入碱性酒石酸铜试剂 1 ml，沸水浴上加热 2～3 分钟，产生棕红或砖红色沉淀（氧化亚铜），表示含还原糖。

试液与 10%硫酸煮沸 5～10 分钟，冷后以 NaOH 液中和，再加斐林试剂 1 ml 沸水浴加热 2～3 分钟，产生的沉淀比水解前多，表示含多糖和苷。

6. 甾体、三萜皂苷

（1）皂苷泡沫试验：取试品的中性或弱碱性热水溶液 2 ml，用力振摇 1 分钟，如产生多量泡沫，放置 10 分钟后泡沫没有显著消失即表明含有皂苷成分。

另取两支试管，各加试品热水溶液 1 ml，一管内加 5% NaOH 液 2 ml 溶液。另一管加入 5%盐酸溶液 2 ml，将两试管用力振摇一分钟观察两管出现泡沫情况，如两管的泡沫高度相似，表明为三萜皂苷，如含碱液管比含酸液管的泡沫高达数倍，表明有甾体皂苷。

（2）浓硫酸-醋酐反应（Liebemann-Burchard 反应）

取试品少许置白瓷板上，加入醋酐 2～3 滴，沿白瓷板加入一微滴（用毛细管加入）浓硫酸，交置面出现红色，渐变为紫→蓝→绿色等，最后退色。（三萜皂苷最后变兰，甾体皂苷最后变绿色）

（3）氯仿-浓硫酸试验（Salkowshi 反应）

将 2 ml 试品的氯仿液，置于试管中，沿管壁滴加浓流酸 2 ml，氯仿层出现红色，硫酸层有绿色荧光。（如试品不是氯仿溶液，则需将其蒸干，再加 2 ml 氯仿溶解）。

[注]　如泡沫反应明显，里伯曼反应红色不明显，可取糖，多糖及苷的水解液置分液漏斗中，加等量乙醚振摇提取，分出乙醚液，加无水硫酸钠少量脱水，挥去乙醚，再作里伯曼反应。

7. 有机酸

（1）pH 试纸检查（pH3 以下可能含有机酸）

（2）取试液少许加 5% AgNO₃ 试剂，出现白色沉淀（实验在毛细管中做）。

（3）溴酚兰试验：将试液滴于滤纸上，喷洒 0.1%溴酚蓝的乙醇液立即在蓝色背景上显黄色斑色。

8. 酚类与鞣质

（1）三氯化铁试验，取中性或酸性液 3 滴，置试管中，加 1% FeCl₃ 溶液 1 滴，出现蓝、绿、紫色，表明可能含有酚类或鞣质（必要时可加热）。

（2）明胶沉淀试验，取供试品水溶液，过滤，加入明胶试液 1～2 滴，出现混浊或白色沉淀可能有鞣质。

　　(3)取试液 1 ml,加 0.1%盐酸小檗碱溶液 2～3 滴,如变混浊有沉淀表明可能有鞣质。

　　(4)于滤纸上滴加试液,用三氯化铁-铁氰化钾试剂喷洒,有明显蓝色,表明有酚类存在。

　　9. 生物碱

　　(1)供试品酸性水溶液加碘化铋钾试剂产生棕色沉淀或混浊为阳性反应。

　　(2)供试品酸性水溶液,加碘-碘化钾试剂产生橙红色沉淀或混浊为阳性反应。

　　(3)供试品中性水溶液与苦味酸试剂作用产生黄色沉淀,或混浊为阳性反应。

　　(4)供试品酸性水溶液加磷钨酸试剂产生白色沉淀或混浊为阳性反应。

　　10. 强心苷

　　(1)亚硝酰铁氰化钠反应(Legal 反应):将试品溶于 2～3 滴吡啶中,加入 0.3% 亚硝酰铁氰化钠溶液 1～2 滴,再滴加 10%NaOH 溶液呈红色,渐渐消退。

　　(2)3,5-二硝基苯甲酸试验(Kedde 氏反应),将试品少许加乙醇数滴溶解,加入 Kedde 试剂,呈紫色。

　　注:(28)、(29)为五元不饱和内酯环反应。

　　(3)三氯化铁-冰醋酸反应(Keller-Kiliani 反应)

　　取试液 1 ml 加 0.5%FeCl$_3$,醋酸溶液 1 ml,沿管壁滴加 1 ml 的 H$_2$SO$_4$,二液面间出现棕色环(或其他颜色),冰醋酸层呈绿色→蓝色。(2-脱氧糖反应,杂质多时不明显,最好分离纯化后再做)

　　[注]　甾体母核反应见(15)、(16)。

　　11. 蛋白质、多肽及氨基酸

　　(1)双缩脲(Biuret)试验:取试样 0.5 ml,加入 1%NaOH 溶液 1～2 滴,滴加 0.5%CuSO$_4$试液 2 滴,摇匀,出现紫色,红紫色表明含多肽或蛋白质。

　　(2)茚三酮(Ninhydrin)试验:取试液 0.5 ml,加入试剂 1～2 滴摇匀,在沸水浴上加热数分钟,应出现蓝色,紫色或红紫色,或将试液滴于滤纸上,烤干,喷洒试剂,再于 100℃加热。2～5 分钟呈色亦可。

附录五　常用干燥剂性能的说明

化学干燥剂可以分为二类。一类是与水可以生成水合物的，如硫酸，氯化钙，硫酸铜，硫酸钠，硫酸镁和氯化镁等。另一类与水反应后生成其他化合物的，如五氧化二磷、氧化钙、金属钠、金属镁、金属钙和碳化钙等。必须注意的是有些化学干燥剂是一种酸或与水作用后变为酸的物质，也有一些化学干燥剂是碱或与水作用后变为碱的物质，在用这些干燥剂时就应考虑到被干燥物的酸碱性质，应用中性盐类作干燥剂时，如氯化钙，它能与多种有机物形成分子复合物，也要加以考虑。因此在选择干燥剂时，首先应了解干燥剂和被干燥物的化学性质是否相容。下面介绍一些实验室常用干燥剂的性能。

1. 氯化钙：对固体，液体和气体的干燥均可作用，有干燥能力的是含二分子结晶水的氯化钙 $CaCl_2 \cdot 2H_2O$，潮解吸收后成为含六分子结晶水的氯化钙，$CaCl_2 \cdot 6H_2O$ 加热至 30℃时成 $CaCl_2 \cdot 4H_2O$，至 200℃恢复为 $CaCl_2 \cdot 2H_2O$ 如加热至 800℃，则水分完全失去，成为熔融的氯化钙。可以用氯化钙脱水的化合物有烃类，卤代烃类，醚类，对沸点较高的溶剂，干燥后重蒸溶剂时，应将干燥剂滤出，不可一起加热蒸馏，以免被吸的水分在加热时再度放出。它的缺点是脱水能力不强，并且能和多种有机物生成复合物，如醇酚、胺、氨基酸、酰胺、脂肪酸等，因此不可用作醇等溶剂的脱水干燥剂。

对于结构不明的化合物溶液，就不宜使用氯化钙来干燥。

2. 硫酸钠：无水硫酸钠可用于中性，酸性或碱性物质的脱水干燥剂，对有机物没有反应，可以广泛应用。吸水后成为带有十分子结晶水的硫酸钠 $Na_2SO_4 \cdot 10H_2O$，但脱水能力弱而且作用慢。不能用加热来促脱水，因为含水的硫酸钠在 33℃以上会失去结晶水。对于含水量较多的，醇类不宜用来作脱水干燥剂，适宜用醚、苯、氯仿等溶剂。新买来的应加热烘干后使用。

3. 硫酸镁：性质同硫酸钠，吸水效力强一些，与水生成水合物含七分子结晶水。

4. 硫酸铜：制备无水醇时常加以应用，是相当弱的干燥剂，无水硫酸铜是浅绿色的，生成水合物后变蓝 $CuSO_4 \cdot 5H_2O$，根据变蓝的效应说明吸水过程在进行，故可用来检验溶剂的无水程度。$CuSO_4 \cdot 5H_2O$ 加热至 100℃失去四分子结晶水，可以由此再生，加热温度不宜增高至 220～230℃，否则就生成碱性盐类而失去水合的效力。

5. 硫酸钙：无水硫酸钙由石膏加热至 160～180℃而得，如在 500～700℃灼烧所得的无水硫酸钙，几乎不能与水结合。它是强烈干燥剂之一，但吸水量不大，只能达到其全重量的 6.6%，吸水后形成相当稳定的水合物 $2CaSO_4 \cdot 4H_2O$。它和其他形成水合物的盐类不同，被干燥的有机液体不需要把它事先分开，可以放在一起蒸馏，甲醇、乙醇、乙醚、丙酮、甲酸和醋酸用硫酸钙脱水可得良好的效果。

6. 苛性碱：苛性钠（NaOH）和苛性钾（KOH）是碱性干燥剂，适用于干燥有机碱类，如氨气、胺类、吡啶、重氮甲烷、生物碱等，作为干燥器内的干燥剂，用来排除被干燥物质挥发出来的酸性杂质时应用更多。苛性钾的效力较苛性钠 60 倍。对于酸性物质或酮、醛等均不适用。

7. 碳酸钾：无水碳酸钾的碱性比苛性碱弱，应用范围较广一些，除适用于碱性物质外，对醇类也适用。

8. 氧化钙：俗称生石灰，也是一种碱性干燥剂，实验室常用来制造无水乙醇，因为来源方便，生成的氢氧化钙不溶于乙醇，要得到绝对无水的乙醇，需要用很多的氧化钙，对 1 g 要 5 g 块状氧化钙（理论量是 3.11 g）。干燥有机碱液体也可用之。氧化钙不适用于甲醇，因 $CaO \cdot CH_3OH \cdot H_2O$ 三者间形成的复合物成一平衡，不能完全脱水，而且要吸收 20%的甲醇。

9. 金属钠：金属钠有很强的脱水作用被广泛应用于各种惰性有机溶剂的最后干燥，如用于醚、苯、甲苯、石油醚等。由于金属钠有可塑性，脱水时可先将钠块周围的杂质切去用压钠机压成条状进入置有溶剂的容器中，这样使金属钠与液体接触的表面大大增加，不致由于金属钠含有的杂质在钠块表面形成一层薄膜，妨碍进一步的与水作用，必须注意对 $CHCl_3$、CCl_4，及其他含有—OH，C=O 等反应性强的官能团的溶剂都不能用金属钠脱水、含水量多的溶剂也不能用，因为钠遇水发生爆炸，易引起危险事故。

10. 浓硫酸：浓硫酸是一种酸性的干燥剂，由于它对许多有机化合物的腐蚀性，限止了它在干燥上的应用。因此硫酸多半应在无机物或气体的干燥器内的干燥剂。对于气体，并不是所有中性和酸性的气体对硫酸都不起作用，硫酸除了较酸的作用外还有氧化作用，例如溴化氢遇到硫酸将大部被分解氧化成溴。干燥器内以硫酸为干燥剂的应用很广，但是真空干燥内应用硫酸应十分小心，因为它在 1 毫米余的压力下有一部分要挥发，它的蒸汽与被干燥物质就能起作用，放在干燥器内的硫酸不需要纯的，在硫酸中可加 1%硫酸钡加在一升硫酸内（比重 1.84），当硫酸吸水浓度降低至 93%时，即析出 $BaSO_4 \cdot 2H_2SO_4 \cdot H_2O$ 的针状结晶，当硫酸浓度降低至 84%时（$BaSO_4 \cdot H_2SO_4 \cdot H_2O$）变成很细的结晶。如果我们发现有细小的硫酸钡结晶出现时就应该换新的硫酸。

11. 五氧化二磷：即磷酸酐，吸收后形成磷酸，它的脱水反应是不可逆的，在酸性干燥剂中它的效力要算最高。可用于一般固体，气体和惰性液体的脱水，碱性物质或有羟基的化合物不宜用五氧化二磷来脱水。它的最大缺点是吸水后表面生成一层很黏的磷酸膜妨碍它们进一步的干燥作用，必须注意五氧化二磷中常含有少量的三氧化二磷，此物大量地与热水作用将生成很毒的磷化氢。

$$2P_2O_3+6H_3O \rightarrow PH_3+3H_3PO_4$$

12. 硅胶：二氧化硅与少量水（2%～10%）结合形成的胶硅酸（$SiO_2 \cdot XH_2O$）称为硅胶，呈无色透明玻璃块状。其中有无数目不能见的细孔，藉毛细现象吸收温湿气，发挥干燥能力。常用为气体的干燥剂。吸水硅胶外观无变化，为了便于观察。可加 $CoCl_2$ 盐，干燥时呈蓝色，吸水后呈淡红色（$CoCl_2$ 用量少时则褪色），再生时将硅胶铺在皿中成一薄层，放入烘箱 150～180℃加热，小心勿超过 200℃。下表是各种干燥剂按效力降低的次序排列。

常用干燥剂的干燥性能

种类	序号	名称
第 Ⅰ 类	1	P_2O_5
	2	Al_2O_3
	3	B_2O_3
	4	BaO
	5	$Mg(ClO_4)_2$
	6	KOH（熔融）
	7	H_2SO_4
	8	硅　胶
	9	$CaSO_4$
第 Ⅱ 类	10	$Mg(ClO_4)_2 \cdot 3H_2O$
	11	CaO
	12	$CaCl_2$（无水）
	13	$CaBr_2$
	14	$NaOH$（熔融）
	15	$Ba(ClO_4)_2$
第 Ⅲ 类	16	H_2SO_4（95%）
	17	$CaCl_2$（工业无水）
	18	$CaCl_2$（颗粒）
	19	$ZnCl_2$（熔融）
	20	$ZnBr_2$
	21	$CuSO_4$
	22	$MgSO_4$
	23	Na_2SO_4

上述三类干燥剂，每一类在干燥空气时于 25～30℃以 1～3 L/分的速度通过，结果在干燥空气中残留的水分各为：

第 Ⅰ 类（1～9）　 $1 \times 10^{-3} \sim 1 \times 10^{-2}$ mg/L

第 Ⅱ 类（10～15）　 $1 \times 10^{-2} \sim 1 \times 10^{-1}$ mg/L

第 Ⅲ 类（16～23）　 $1 \times 10^{-1} \sim 1$ mg/L

附录六　实验室常用酸、碱的浓度

试剂名称	密度(g/ml, 20℃)	浓度(mol/L)	质量分数
浓硫酸	1.84	18.0	0.960
浓盐酸	1.19	12.1	0.372
浓硝酸	1.42	15.9	0.704
磷酸	1.70	14.8	0.855
冰醋酸	1.05	17.45	0.998
浓氨水	0.90	14.53	0.566
浓氢氧化钠	1.54	19.4	0.505

附录七　常用氘代试剂性质表

溶剂	δ (¹H)	JHD (Hz)	δ (¹³C)	JCD (Hz)	密度 (20℃)	熔点 (℃)	沸点 (℃)	介电常数	分子量
乙酸-d4	11.65(1)		178.99(1)		1.12	16	115.5	6.1	64.08
	2.04(5)	2.2	20.0(7)	2.0					
丙酮-d6			206.68(1)	0.9	0.87	-94	57	20.7	64.12
	2.05(5)	2.2	29.92(7)	19.4					
乙腈-d3			118.69(1)		0.84	-45	82	37.5	44.07
	1.94(5)	2.5	1.39(7)	21					
苯-d6	7.16(1)		128.39(3)	24.3	0.95	5	80	2.3	84.15
氯仿-d	7.24(1)		77.23(3)	32.0	1.50	-64	62	4.8	120.38
环己烷-d12	1.38(1)		26.43(5)	19	0.89	6	81	2.0	96.24
重水	4.80(DDS)		NA	NA	1.11	3.8	101.4	78.5	20.03
	4.81(TSP)								
N, N-二甲基甲酰胺-d7	8.03(1)		163.15(3)		1.04				
	2.92(5)	1.9		21.0		-61	153	36.7	80.14
	2.75(5)	1.9		21.1					
二甲基亚砜-d6	2.50(5)	1.9	39.51(7)	21.0	1.18	18	189	6.7	84.17
1, 4-二氧六环-d8	3.53(m)		66.66(5)	21.9	1.13	12	101	2.2	96.16
乙醇-d6	5.29(1)								
	3.56(1)		56.96(5)	22	0.89	<-1.30	79	24.5	52.11
	1.11(m)		17.31(7)	19					
甲醇-d4	4.87(1)				0.89	-98	65	32.7	36.07
	3.31(5)	1.7	49.15(7)	21.4					
二氯甲烷-d2	5.32(3)	1.1	54.00(5)	27.2	1.35	-95	40		86.95
吡啶-d5	8.74(1)		150.35(3)	27.5					
	7.58(1)		135.91(3)	24.5	1.05	-42	116	12.4	84.13
	7.22(1)		123.87(3)	3					
四氢呋喃-d8	3.58(1)		67.57(5)	22.2	0.99	-109	66	7.6	80.16
	1.73(1)		25.37(5)	20.2					
甲苯-d8			137.86(1)						
	7.09(m)		129.24(3)	23					
	7.00(1)		128.33(3)	24	0.94	-95	111	2.4	100.19
	6.98(5)		125.49(3)	24					

续表

溶剂	δ (^{1}H)	JHD (Hz)	δ (^{13}C)	JCD (Hz)	密度 (20℃)	熔点 (℃)	沸点 (℃)	介电常数	分子量
	2.09(5)	2.3	20.4(7)	19					
三氟乙酸 -d	11.50(l)		164.2(4)		1.50	−15	72		115.03
			116.6(4)						
三氟乙醇 -d3	5.02(l)		126.3(4)		1.41	−44	75		103.06
	3.88(4x3)	2(9)	61.5(4X5)	22					

测定条件：Varian Gemini 200 核磁共振仪，295K，^{1}HNMR 和 ^{13}CNMR 分别加入 0.05%和 1.0%的 TMS